U0729348

全彩版

章 润◎编

青少年科学探索第一读物

RENTI DE MIMI

人体的秘密

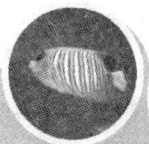
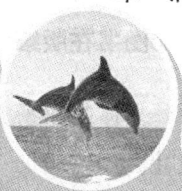
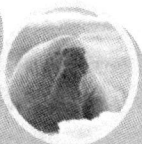
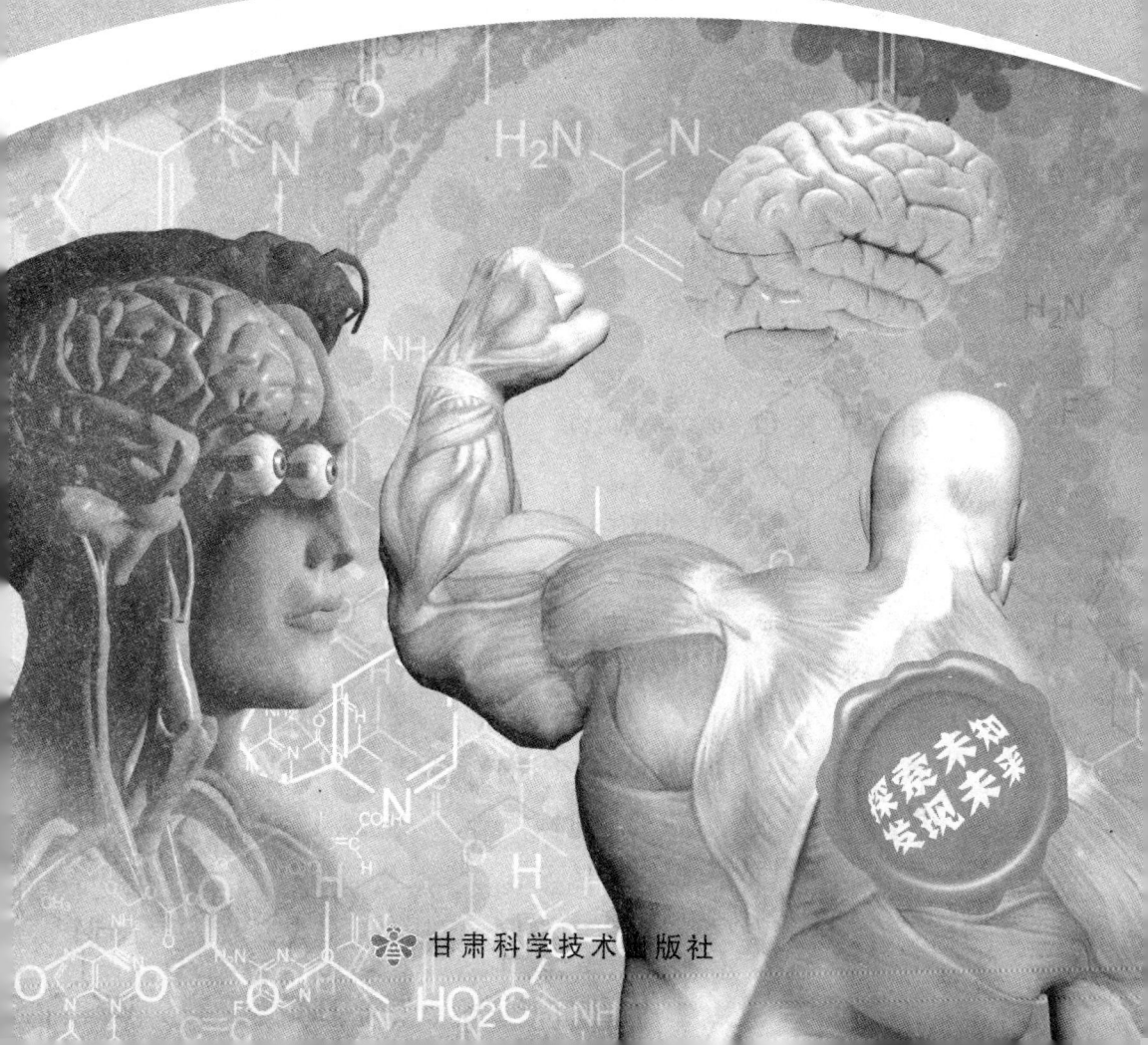

探索未知
发现未来

甘肃科学技术出版社

图书在版编目（CIP）数据

人体的秘密 / 章润编 . —兰州：甘肃科学技术出

版社，2013.4

（青少年科学探索第一读物）

ISBN 978-7-5424-1779-4

Ⅰ . ①人…Ⅱ . ①章…Ⅲ . ①人体—青年读物②人体

—少年读物Ⅳ . ① R32-49

中国版本图书馆 CIP 数据核字 (2013) 第 067294 号

责任编辑　张　荣（0931-8773023）
封面设计　晴晨工作室
出版发行　甘肃科学技术出版社（兰州市读者大道 568 号　0931-8773237）
印　　刷　北京中振源印务有限公司
开　　本　700mm×1000mm　1/16
印　　张　10
字　　数　153 千
版　　次　2014 年 10 月第 1 版　2014 年 10 月第 2 次印刷
印　　数　1～3000
书　　号　ISBN 978-7-5424-1779-4
定　　价　29.80 元

前 言

　　科学技术是人类文明的标志。每个时代都有自己的新科技，从火药的发明，到指南针的传播，从古代火药兵器的出现，到现代武器在战场上的大展神威，科技的发展使得人类社会飞速的向前发展。虽然随着时光流逝，过去的一些新科技已经略显陈旧，甚至在当代人看来，这些新科技已经变得很落伍，但是，它们在那个时代所做出的贡献也是不可磨灭的。

　　从古至今，人类社会发展和进步，一直都是伴随着科学技术的进步而向前发展的。现代科技的飞速发展，更是为社会生产力发展和人类的文明开辟了更加广阔的空间，科技的进步有力地推动了经济和社会的发展。事实证明，新科技的出现及其产业化发展已经成为当代社会发展的主要动力。阅读一些科普知识，可以拓宽视野、启迪心智、树立志向，对青少年健康成长起到积极向上的引导作用。青少年时期是最具可塑性的时期，让青少年朋友们在这一时期了解一些成长中必备的科学知识和原理是十分必要的，这关乎他们今后的健康成长。

　　科技无处不在，它渗透在生活中的每个领域，从衣食住行，到军事航天。现代科学技术的进步和普及，为人类提供了像广播、电视、电影、录像、网络等传播思想文化的新手段，使精神文明建设有了新的载体。同时，它对于丰富人们的精神生活，更新人们的思想观念，破除迷信等具有重要意义。

　　现代的新科技作为沟通现实与未来的使者，帮助人们不断拓展发展的空间，让人们走向更具活力的新世界。本丛书旨在：让青少年学生在成长中学科学、懂科学、用科学，激发青少年的求知欲，破解在成长中遇到的种种难题，让青少年尽早接触到一些必需的自然科学知识、经济知识、心理学知识等诸多方面。为他们提供人生导航、科学指点等，让他们在轻松阅读中叩开绚烂人生的大门，对于培养青少年的探索钻研精神必将有很大的帮助。

科技不仅为人类创造了巨大的物质财富，更为人类创造了丰厚的精神财富。科技的发展及其创造力，一定还能为人类文明做出更大的贡献。本书针对人类生活、社会发展、文明传承等各个方面有重要影响的科普知识进行了详细的介绍，读者可以通过本书对它们进行简单了解，并通过这些了解，进一步体会到人类不竭而伟大的智慧，并能让自己开启一扇创新和探索的大门，让自己的人生站得更高、走得更远。

本书融技术性、知识性和趣味性于一体，在对科学知识详细介绍的同时，我们还加入了有关它们的发展历程，希望通过对这些趣味知识的了解可以激发读者的学习兴趣和探索精神，从而也能让读者在全面、系统、及时、准确地了解世界的现状及未来发展的同时，让读者爱上科学。

为了使读者能有一个更直观、清晰的阅读体验，本书精选了大量的精美图片作为文字的补充，让读者能够得到一个愉快的阅读体验。本丛书是为广大科学爱好者精心打造的一份厚礼，也是为青少年提供的一套精美的新时代科普拓展读物，是青少年不可多得的一座科普知识馆！

目录 contents

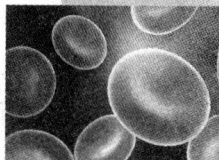
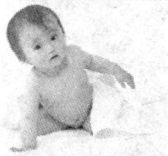
目录
CONTENTS

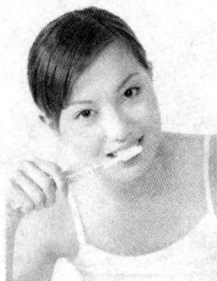

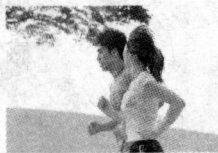

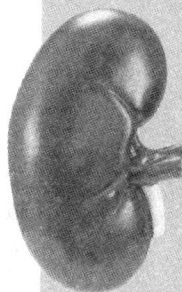
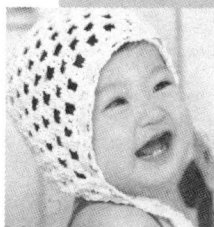
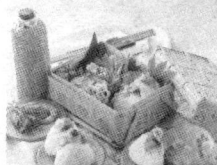
目录

CONTENTS

目录

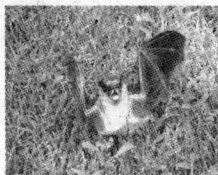

CONTENTS

Part 1
认识人体

人体共有8个系统，即：消化系统、神经系统、呼吸系统、循环系统、运动系统、内分泌系统、泌尿系统和生殖系统。

人体由有机质和无机质构成细胞，由细胞与细胞间质组成组织，由组织构成器官，功能相似的器官组成系统，由八大系统组成一个人体。

人体的构成

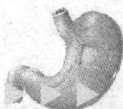

细胞（图1）是构成人体结构和表现生理功能的基本单位。

万丈高楼平地起。高楼由水泥、砂石、木材和钢筋、玻璃等建筑材料构架而成。

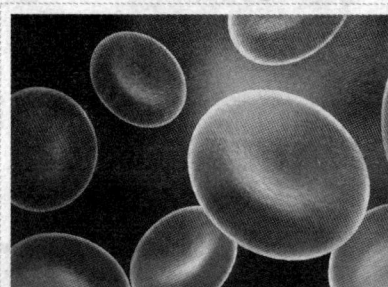

图1

无论从结构、功能、生命需要等方方面面来看，人体结构的精巧、安排之紧密、功能协调之完美、外表匀称美感，在大自然中都是无与伦比的。

构筑人体，离不开细胞、组织和器官。

人的身体是由100多万亿个细胞组成。这些天文数字的细胞，并不是简单的堆积，而是极为精确、协调的功能组合，堪称"巧夺天工"。

人体的细胞数量庞大无比。虽然形状、大小及功能千差万别，但在结构和功能上，仍有它的共同性。它们都具有细胞膜、细胞质和细胞核（只有血液中的红细胞例外，无细胞核），三者在结构和功能上均密切相关、相辅相成。

细胞的表面，有一层主要由蛋白质和脂质构成的细胞膜，其厚度只有6～8纳米（nm），只有在电子显微镜下才能观察到。

细胞膜将细胞与周围环境隔开，形成一道机械性和化学性"屏障"。它奉行的"政策"似乎是："于我有利者，来者不拒；于我有害者，拒之千里。"

大凡细胞内外物质交换、细胞运动、细胞识别、吸收、细胞生长的调控、免疫决定和表面受体等一系列重要功能，细胞膜都要参与。

细胞膜（图2）与细胞核之间，有不均匀的胶状细胞质。细胞质中包

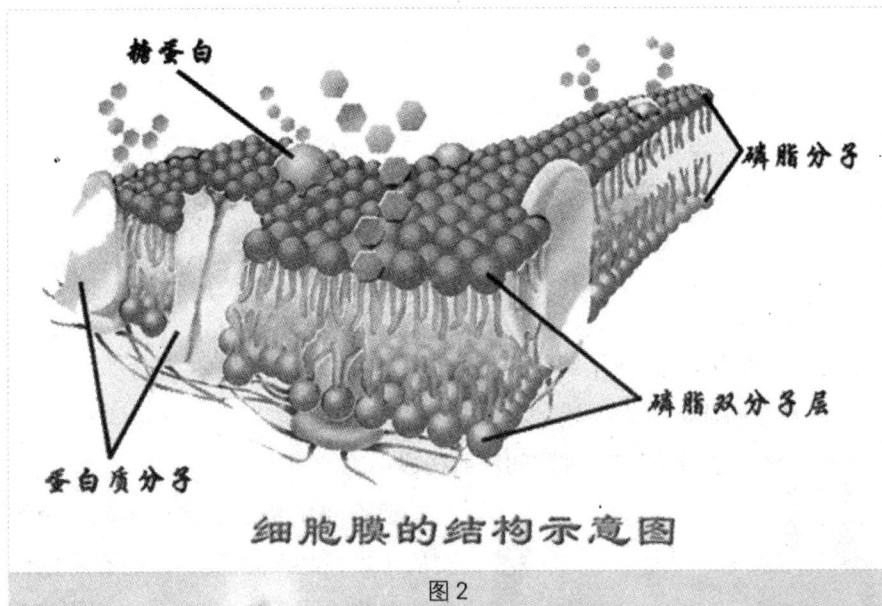

糖蛋白

磷脂分子

磷脂双分子层

蛋白质分子

细胞膜的结构示意图

图2

含有各种特殊结构和功能的物质，它们称为细胞器，彼此之间有膜互相分隔。它们是细胞代谢和细胞活力的形态支架。

细胞核是细胞的主要结构，通常位于细胞的中央，也可偏于细胞的一侧或边缘。多数细胞只有一个细胞核，但也有两个以上的。如肝细胞可以有两个以上的细胞核，破骨细胞可能有 6 ~ 50 个或更多的细胞核。

核浆是核内的物质，它是由染色质构成，其主要成分为脱氧核糖核酸（简称 DNA），它是遗传信息的载体，细胞的调控中心。

奇妙的是，人体的每一项生命活动，都会产生生物电。细胞是人体的"发电机"，人体内所有脏器都有生物电现象，并且能被记录下来。不过细胞产生的电流微乎其微，如大脑的输出电压只有 0.00002 ~ 0.0001 伏；心跳在人体表面产生的电压，也不过是 0.001 ~ 0.002 伏。

细胞生物电现象是细胞实现一些功能活动最关键的因素，在神经、肌肉等组织的兴奋性方面，表现最为明显。脑电、肌电、心电都可以用仪器如实记录下来。例如，通过心电图检查，可以判断心肌有无缺血或梗阻，心跳兴奋传导是否正确，有无心律紊乱等等，成为了解人体生理功能活动和诊断某些疾病的重要手段之一。

人体大家族

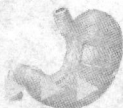

相同的细胞，组成了组织；器官是由各种组织形成的"家庭"；系统则是由器官组成的"大家族"。

组织是由众多细胞和细胞间质所构成。

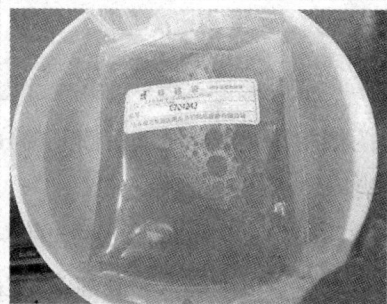

图3

细胞间质是由细胞产生的非细胞物质（即纤维和基质），还有不断流动的血浆（图3）、淋巴液、组织液等体液所组成。它们参与构成细胞生存的微环境，对细胞起联系、支持、保护、营养等作用。

组织微环境的稳定，是维持细胞正常生理活动、增殖、分化和代谢功能活动的重要条件。细胞组织与微环境犹如"鱼水"关系。所以，当微环境的异常变动，如缺氧、缺血或其他因素，均可导致细胞组织发生病变。

如果损伤因子达到一定的强度或持续一段时间，有可能使受损细胞、组织的代谢停止，均可引起细胞、组织的死亡（称为坏死）。例如，由于缺血而阻断线粒体（一种细胞器）的呼吸链，或维生素A中毒使溶酶体（也是一种细胞器）外溢等等细胞器的病变，都有可能导致细胞、组织死亡。

人体的基本组织习惯可分为："老大"——上皮组织；"老二"——结缔组织；"老三"——肌肉组织；"老四"——神经组织等4种基本组织。

作为"老大"的上皮组织，它的结构特点是：细胞形态较规则，排列较密集，细胞间质少。大部分覆盖于身体表面，如皮肤；或衬贴于空腔器官的内表面，如胃（图4）、小肠、输尿管、血管等，而被称为被覆上皮；

但有些上皮构成分泌液体的腺体，称腺上皮。

位于身体不同器官部位的上皮，面临不同的环境，为了适应各自的功能需要，结构也完全不同。例如，位于身体表面的皮肤，主要作用在于保护人体，形成防止机械性损伤和病原

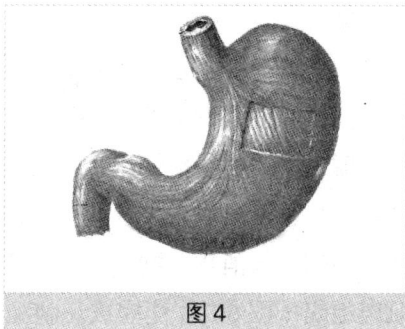

图4

体入侵的"屏障"外，还有调节体温、排泄废物和吸收等多种功能。酷暑三伏，人体能通过皮肤血管扩张和排泄汗液而散热；三九严冬，皮肤的血管收缩，从而控制热量散发，借此调节体温始终保持恒定。

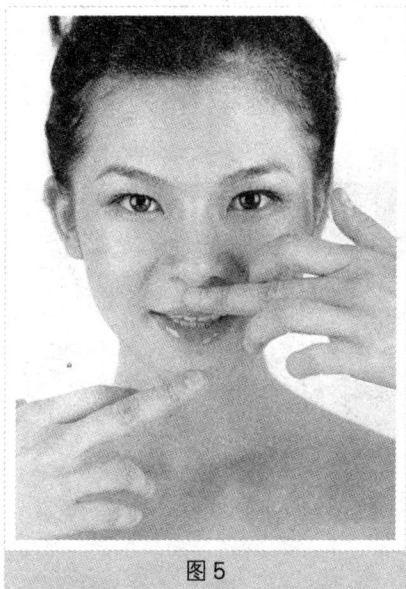

图5

此外，人们经常在感到不舒服的时候，用一种成药"万金油"涂擦自己头部两侧的"太阳穴"或上唇的"人中穴"（图5），会很快有一种清凉快感。许许多多外用药，主要是利用皮肤能吸收这一特点，才能达到治疗目的。

皮肤为什么会有那么复杂的奇妙功能呢？原来，1平厘米大小、0.3厘米厚的皮肤范围内，差不多有100个汗腺，360厘米长的神经末梢，10个毛囊，15个皮脂腺和90厘米长的血管等等。这些就是皮肤具有多种多样功能的物质基础。

形形色色的不同组织集合起来，组成了器官。每一个器官都有一定的形态特点和一定的生理功能。

例如，人的视觉靠眼睛，听觉靠耳，嗅觉靠鼻，品尝味道则离不开舌头。人体的各项生理功能，哪一样也离不开器官。分泌消化液有肝、胰，产生尿液有肾，男性产生精子则全靠睾丸，女性的卵子由卵巢制造……林林总总一大串。

　　器官是由 4 种基本组织构成，但每一种器官只有一种或两种组织是主要的。例如，构成心脏的主要是肌肉组织——心肌，大约占 90%；构成胃的主要是上皮组织和肌肉组织；构成脑和脊髓的主要是神经组织等等。

　　器官的结构组成特点和它的功能是相适应的。例如，心脏的功能是不停地收缩，压出血液，这种功能只有肌肉组织才能适应。胃的功能是分泌胃液和蠕动来消化食物，并且把食糜送到肠内，这种任务只有上皮组织和肌肉组织（图 6）才能完成。脑和脊髓是调节、指挥人体的中枢，这种使命靠神经组织才能完成。

　　系统是由许多结构和功能密切相关的器官结合在一起，能完成一系列连续性的生理功能，而且联系紧密、和谐相处，像一个"超级大家庭"。例如，口腔、食管、胃、肝、胆囊、胰、小肠、大肠等结合起来，组成消化系统，完成食物的咀嚼、消化、吸收等一整套功能。

　　人体由运动、呼吸、消化、泌尿、生殖、循环、内分泌、神经和感觉等九大系统组成，除此以外，还有免疫系统。

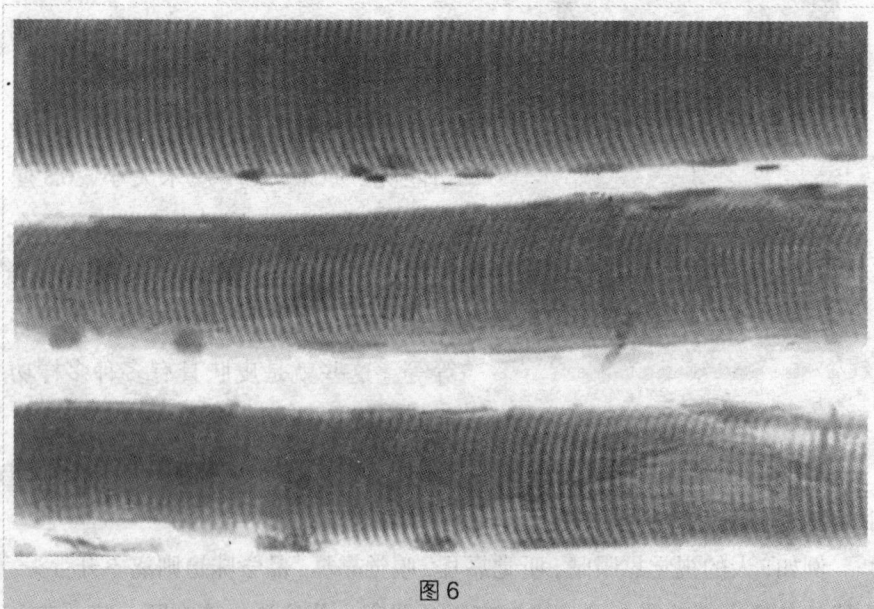

图6

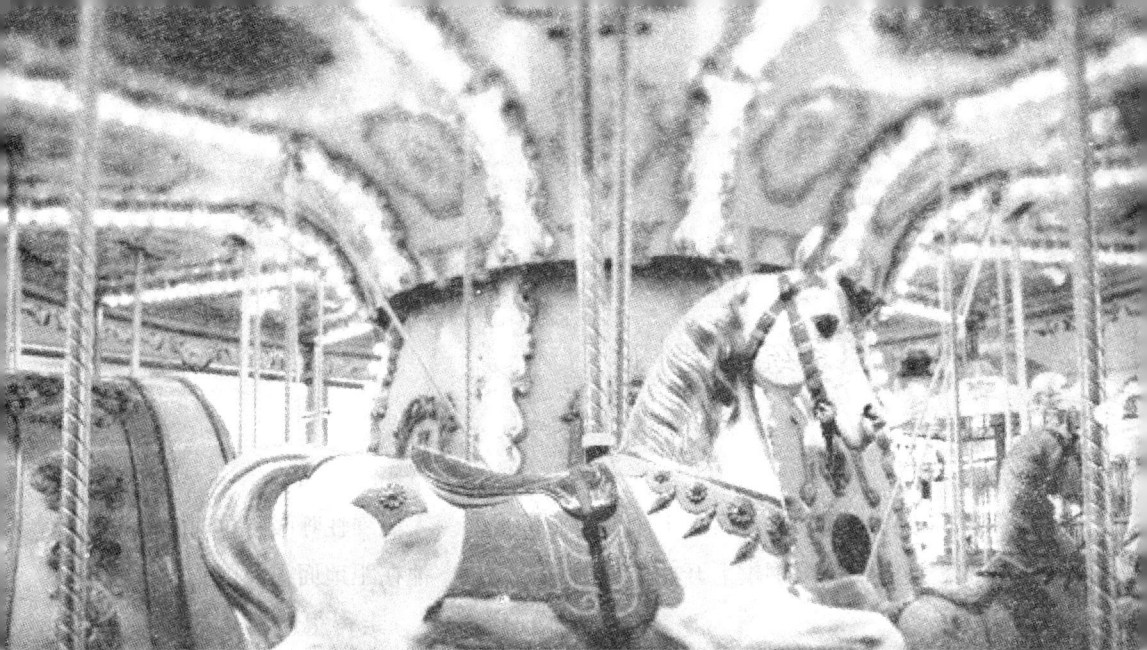

Part 2
神经系统

　　神经系统是人体内起主导作用的功能调节系统。人体的结构与功能均极为复杂，体内各器官、系统的功能和各种生理过程都不是各自孤立地进行，而是在神经系统直接或间接调节控制下，互相联系、相互影响、密切配合，使人体成为一个完整统一的有机体，实现和维持正常的生命活动。

神经系统的结构

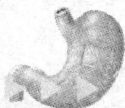

鼓声响起，观众席一下子变得寂静无声。人们屏住呼吸，这时走钢丝的表演者在一根钢丝上开始了他的危险之旅。他在距地面很高的钢丝上慢慢地向前走，走得很慢但是却很稳，因为一个失误随时可能造成生命危险。

图7

为了防止打滑，走钢丝表演者（图7）需要有极好的协调性和平衡性。此外，他们必须牢记这几年实践学到的那些东西。

尽管你不是一个走钢丝表演者，但同样需要一定的协调性、平衡性、记忆力及学习的能力。你的神经系统能执行所有这些功能。

作为生理活动的调节者和指挥者，神经系统始终处于主导的地位。

神经系统在调节和指挥人体生理活动中的主导地位，主要体现在两个方面。一个方面是它使体内各器官系统的功能活动协调统一，保证人体成为一个统一的生命整体。例如人在剧烈运动时，随着骨骼肌的频繁、有力的收缩，会出现呼吸加快，心跳加速和出汗等现象。这一系列的生理变化，是那么有条不紊、配合默契，显然跟神经系统的参与和指挥是分不开的。

另一方面，神经系统能使机体随时应付外界环境的变化，从而在人体和不断变化的环境之间达到相对的平衡。例如炎热的高温刺激温度感受器，把热的信号传人神经中枢，由此引起骨骼肌的紧张度下降，血管扩张，散热增加等。这些过程当然必须在神经系统指挥下才能完成。

不熟悉神经系统功能的人时常发问，人为什么会有饥饿感，产生这些

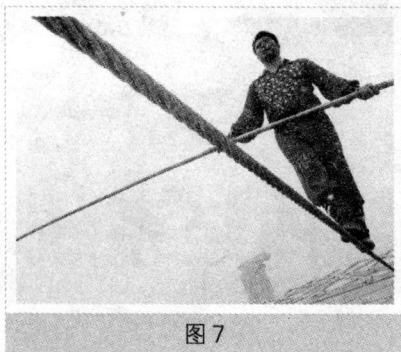

感觉之后怎么能迅速自如地解决；人为什么不仅能很好地适应环境，而且能主动地认识周围世界、变革世界；人为什么还能用语言交流思想，产生情感，创造文化。其实这一切的一切，无不跟我们身体具有高度发达完善的神经系统有关。

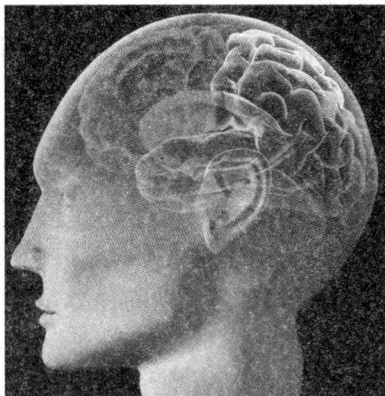

图8

神经系统分为中枢神经系统和周围神经系统两大部分。前者包括脑（图8）（大脑、小脑、脑干）和脊髓，后者包括脑神经、脊神经和植物性神经。脑神经与脑相连。脊神经与脊髓相连，这些神经和植物性神经一起，分布到全身各部分。中枢神经系统通过周围神经系统与全身各部分联系，从而调节全身各部分的活动。另外，人体的感觉器官也可以算作神经系统的组成部分。

脊髓和脊神经

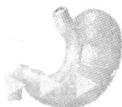

脊髓外表呈扁圆柱形，位于椎管中，上端与脑相连，下端平齐第一腰椎下缘。在脊髓横切面上，中央部灰白色、呈蝶形结构的部分叫做灰质，它是神经细胞体汇集处。位于前面的灰质叫前角，发出运动神经，造成小儿麻痹症（图9）的原因就是因为此处发生了病变。后面的灰质叫后角，是接受感觉神经传人的部位。脊髓灰质

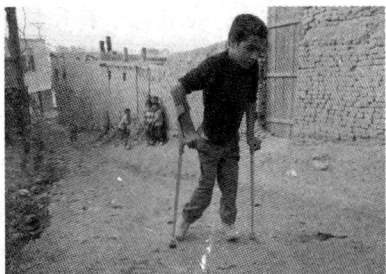

图9

是反射活动的中枢部分。灰质周围颜色较白的部分称为白质，它是神经纤维集中的部位。在主脊髓炎、脊髓肿瘤等病例中，由于脊髓受损而出现脊髓功能的损害。

脊髓两旁自上而下连着31对脊神经，其中颈神经8对，胸神经12对，腰神经5对，骶神经5对和尾神经1对。每对脊神经在脊柱旁边分为前支和后支，分布于躯干和四肢，调节躯干和四肢的活动。脊神经从椎管发出后，除胸神经单独形成肋间神经支配胸腹部皮肤肌肉外，其他的脊神经相互结合起来形成神经丛。从各种经丛又分出许多周围神经，分别分布到颈部、上肢、上胸、下肢和会阴部的皮肤肌肉等。臂丛神经痛和坐骨神经痛是常见的神经丛受损症状。

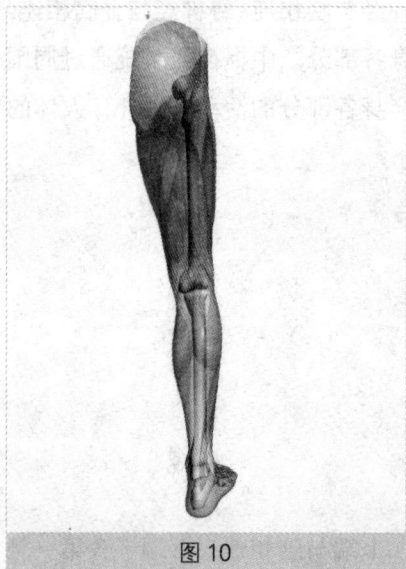

图 10

脊髓主要具有反射的机能。在神经系统的参与下，人体感受刺激作出反应的活动叫做反射。完成反射活动的结构叫做反射弧，它包括：感受器、传入神经、神经中枢、传出神经和效应器5个环节。例如膝反射，当用小槌扣打膝盖下面的韧带，这个刺激引起肌腱和肌肉内感受器产生兴奋，兴奋沿传入神经传入脊髓（中枢），脊髓将兴奋通过传出神经，传到效应器——大腿的肌肉（图10），引起肌肉收缩，使小腿前伸。这就是通过反射弧进行的反射活动。脊髓能完成的反射活动还有很多，如排尿、排便反射等。检查脊髓各种反射活动是否正常，可以了解神经系统生理活动情况和病变部位。人体脊髓的正常反射活动是在神经的最高级部位——大脑皮质的调节下进行的，当脊髓失去高级中枢的控制时，脊髓反射就会发生异常。

脊髓还有传导机能。在脊髓白质里有重要的传导路径。来自人体大部分器官的神经兴奋，沿脊神经的传入神经传到脊髓，然后经脊髓的一定路径上传到脑，脑的传出神经兴奋沿下行的一定径路传到脊髓，再经脊神经的传出神经传到全身各部分器官，完成各种反射活动。因此，脊髓具有重要的传导机能，当脊髓因损伤而横断时，上下神经兴奋的传导就会中断，使全身在损伤面以下的感觉和运动发生障碍，成为截瘫。

脑和脑神经

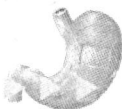

脑由大脑、小脑和脑干组成。大脑最发达，由两个大脑半球组成。大脑的后下方是小脑。小脑前方为一柄状的脑干。与脑相连的神经为脑神经，共有 12 对，多数分布于头部的感觉器官、皮肤和肌肉等处。如嗅神经分布于鼻腔上部的粘膜里，它把兴奋传到脑产生嗅觉。视神经分布在眼里，它把兴奋传到脑，产生视觉。听神经分布在耳里，它把兴奋传到脑，产生听觉。面神经主要支配面部表情肌的活动，如发生炎症就产生面瘫，出现

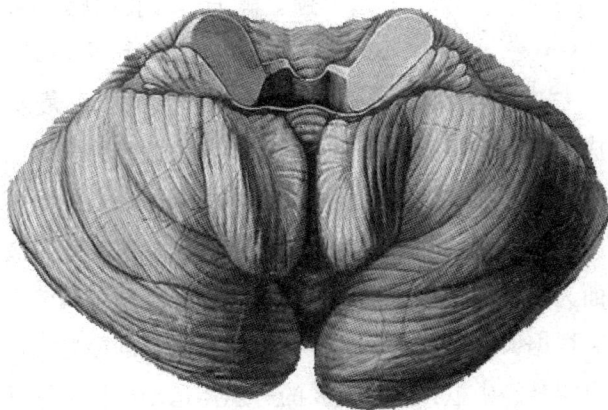

图 11

口角向健侧歪斜，不能闭眼等症状。脑神经中，还有很长的一对迷走神经，沿颈部下行，主要分布到胸腔和大部分腹腔的内脏器官，支配这些器官的活动，因此它与吞咽、发音、呼吸、心跳、消化等活动都有密切关系。

小脑（图 11）：小脑在大脑后下方，呈卵圆形。它有许多神经纤维同脑干、脊髓相互联系。小脑的主要机能是保持身体平衡，协调肌肉的运动。因此，小脑病变时可发生共济失调（平衡协调功能障碍，走路时摇摆不稳），肢体肌张力减低（肌肉松弛）等。

脑干：脑干由延脑、桥脑、中脑和间脑组成。延脑下接脊髓，间脑上接大脑，脑干背部与小脑连接。脑干也由灰质和白质组成，但排列不如脊髓那样规则。在脑干的灰质中有一些调节人体基本生命活动的中枢，如心血管运动中枢、呼吸中枢等。如果这些中枢受到损伤会立即引起心跳、血压、呼吸的严重障碍，甚至引起心跳、呼吸停止，危及生命。在脑干（图12）的白质内有重要的上下传导径路。这些传导径路受到损伤，就会出现头颈、躯干、四肢的感觉和运动障碍等症状。

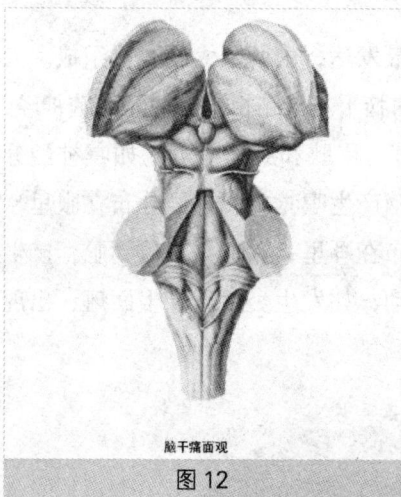

脑干腹面观

图 12

大脑：人的大脑最发达，由两个大脑半球组成，中间有胼胝体相连。大脑半球表面有许多凹凸不平的沟和回，这样就大大地增加了大脑皮层的总面积，据估计人的大脑皮层的面积有 2200 平方厘米，所以大脑功能极其复杂，是中枢神经的最高级部分。大脑半球表面为灰质即大脑皮质。大脑皮质是神经系统调节人体生理活动的最高中枢。根据大脑皮层各个部位在主要机能上的差异，可将其划为许多机能区，也叫神经中枢，比较重要的有躯体运动中枢（管理身体对侧骨骼肌的随意运动）、躯体感觉中枢（管理身体对侧皮肤、肌肉等处的感觉）、语言中枢（绝大多数人在左侧半球）、视觉中枢和听觉中枢等。

大脑皮层之下为白质，由神经纤维组成，联系皮层上各个中枢，并把皮层与皮层下各中枢联系起来。这样，大脑皮层便可以调节全身各器官的活动。这些神经纤维束受到损伤，就会出现相应的机能障碍。例如，脑溢血是损伤了一侧发自皮层躯体运动中枢下行的神经纤维束，便会出现对侧肢体瘫痪。在半球深部还有一灰质块，称为基底神经节，由尾状核和豆状核等组成。基底神经节与肌肉运动调节有关，当它发生病变时，则出现不随意动作。

植物神经：在脑神经和脊神经中都有分布到内脏、心血管和腺体的神经。支配内脏（图 13）、心血管和腺体的传出神经叫做植物神经。因此，又称为内脏神经。它包括交感神经和副交感神经两部分，但它们的作用是相反的。例如交感神经能使瞳孔扩大，副交感神经则使瞳孔缩小；交感神经使心跳加快，心收缩力加强，副交感神经则使心跳减慢，心收缩力减弱。所以，当我们做剧烈运动时，交感神经活动加强而副交感神经的活动则减弱，使心跳加快加强。而当人休息时，副交感神经的活动加强而交感神经的活动减弱，则心跳减慢减弱。这样，内脏器官的活动才能相互协调和精确。

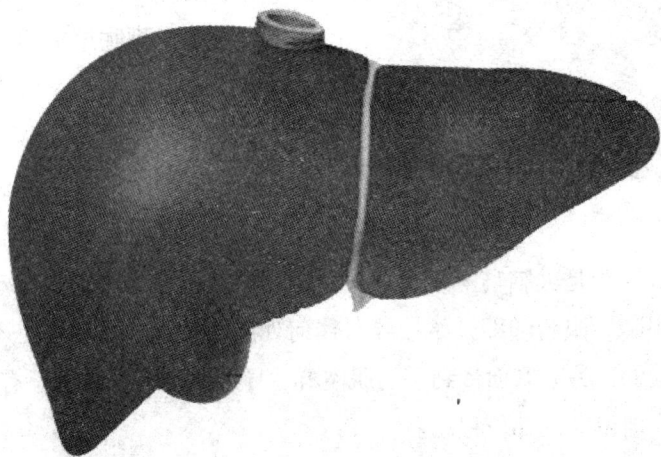

图 13

神经系统指挥人体活动

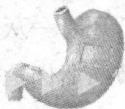

现在，就让我们结合生活中的一个实际例子，来综合说明神经系统的指挥功能。

夏天晚上纳凉休息，每个人都经历过这样的事情：正当享受一天中舒服时光时，讨厌的蚊子常会来找麻烦。不知你有没有想到，就在蚊子叮咬，你用手驱打蚊子的一瞬间，神经系统在默默地为你效劳。当蚊子（图14）神不知鬼不觉飞抵机体某处裸露皮肤上时，可能你正朦胧地似睡非睡，或者在谈天说地、看电视，没有察觉。可当蚊子狠命叮咬时，隐藏在皮肤中的感觉神经末梢立即产生神经冲动，通过传入神经把信号传到大脑，人产生痒的感觉，于是大脑马上发出寻找、驱打蚊子的命令，通过运动神经一方面传到眼睛，眼睛随即开始搜寻肌体何处皮肤发痒，这种痒是不是由蚊子叮咬引起的；另一方面传到手的肌肉群，导致肌肉有的收缩、有的舒张，手开始动作向发痒的部位移动。

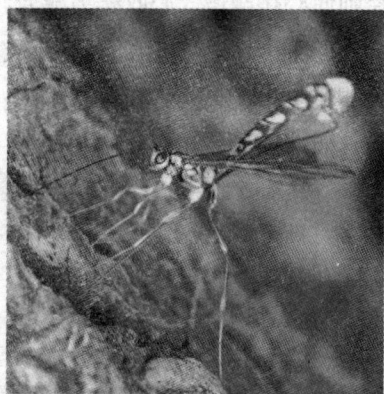

然而，虽然大脑接收到了痒的感觉，但一时还无法确切判断到底身体的哪个部位发痒，还需证实发痒的原因是否是蚊子造成。这样就需要不断得到来自眼睛等视觉的信息。眼睛起初根据大脑的命令，只能往发痒部位作大范围而粗略的扫描，发痒皮肤表面类似蚊子般大小的斑点，或者上下晃动的黑影，以及皮肤上微微隆起、红肿的痕迹，都将成为眼睛进一步注

图14

视的焦点。渐渐地，眼睛扫描的范围越来越小，视线越来越集中于蚊子这一目标，并持续不断地把有关发痒部位和蚊子踪迹的信息传向大脑，大脑经过综合分析，一次比一次更准确地指挥手的肌肉群的收缩舒张，拍打蚊子的手于是从较盲目的移动转变为有效地逼近蚊子。

事实上在这过程中，还有听觉信息的参与，因为在主人警觉情况下，蚊子嗡嗡振动翅膀的声音信息同时也会传到大脑。

就这样，经过皮肤、眼睛、耳朵、大脑和手之间多次反复的感觉传入、大脑综合分析和命令手驱打蚊子运动指令的调整，大脑终于清晰地知道身体发痒的确切部位，手在大脑指挥下驱打蚊子成功。

读完这段不短的文字描述，需要好几分钟，而实际上神经系统指挥这一系列生理活动在瞬间便告完成。当大体搞清楚这个过程后，我们对神经系统功能的重要性、敏捷性和高效性就会留下深刻的印象。

脑的高级机能

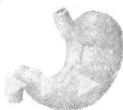

生理学指出，人体通过神经系统对外界和内部的各种刺激所发生的反应叫做反射。反射是神经系统活动的基本方式，它可分为两类，一类叫做非条件反射，一类叫做条件反射。

我们都知道婴儿（图15）生下来就会吮奶，这是跟吮奶有关的刺激物（如奶头）直接刺激感受器而引起的反射。这种生下来就有的先天性的反射称为非条件反射。这种反射是由大脑皮层下的各个中枢参与完成的，是较低级的神经调节方式。

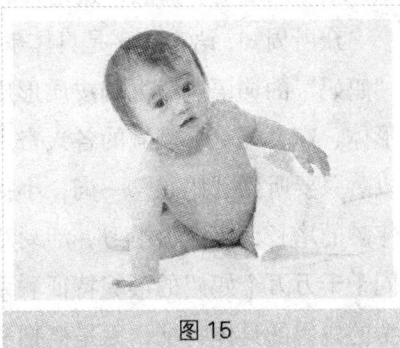

图15

条件反射则是在非条件反射的基础上建立起来的。下面用动物实验来说明条件反射的建立过程。当狗吃食物时，有唾液分泌，这是非条件反射。在每次饲喂这条狗时，都预先或同时伴有某种声音刺激（如铃声、呼叫声）或灯光刺激。经过反复多次这样的训练之后，狗听到铃声、呼叫声或看见灯光，就会有唾液分泌，这就形成了条件反射。条件反射的建立必须有大脑皮质的参与。声音或灯光对一般的狗（图16）是不会引起唾液分泌的，只有经过上述训练的狗才会对本来与唾液分泌无关的声音或灯光作出反应。因此，条件反射是高级神经活动，是脑的高级机能之一，它是在生活过程中形成的。动物（包括人）在自然生活中，也可以参照上述类似的方式，以各种不同的非条件反射为基础，建立各种各样的条件反射。这样机体对外界刺激起反应的范围就能不断地扩大，同时也提高了机体适应环境的能力。

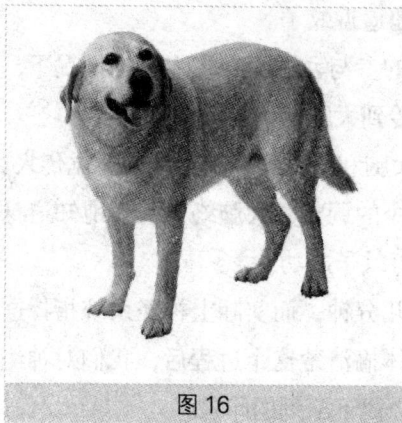

图 16

更重要的是，人类的条件反射非常丰富。人的大脑皮质在复杂环境的频频刺激下得到空前的发展，不仅能对光、声、机械触碰、气味、食味和敌害等所有具体信号（第一信号）刺激作出反应，建立条件反射，而且还能对由具体信号抽象出来的语言、文字等抽象的信号（第二信号）发生反应。换句话说，人的高级神经活动除了第一信号系统外，更主要地集中体现在第二信号系统上。显然，这是人的神经系统功能的巨大飞跃。

众所周知，语言文字是具体事物和现实的抽象。起初让小孩叫"妈妈"，"妈妈"的词语刺激大脑皮质形成一个兴奋点，接着经常与妈妈的容貌、形体、声音等复合刺激的各兴奋点发生联系，便形成了语言的条件反射。以后只要听到"妈妈"一词，小孩脑海中浮现的是自己妈妈的形貌。随着年龄的增长，生活、学习、活动范围的扩大，"妈妈"词语越来越广泛地同千千万万个妈妈的形貌特征联系起来。"妈妈"这个词不只代表某个儿童的妈妈的具体特征，而是概括了一切妈妈的共同的特征，于是"妈妈"

词语被孩子掌握了。

由于语言词汇具有高度的概括性，它并不拘泥于事物的具体刺激，而代表了事物的一般特征，所以特别便于用来进行交流经验、贮存信息、逻辑推理，从而大大提高了人认识世界和改变世界的能力。

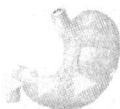

感觉器官

你排了好长时间的队，终于骑上了旋转木马（图17），现在马上就要启动了。你紧紧地抓住保护杆，突然旋转木马跑了起来。不一会儿，你已经被带到了半空中，风在耳边呼呼地吹着，你看到的所有东西都变得模糊不清。

因为有感觉存在，所以使你对游乐场的木马速度感到恐惧。你的每一种感觉——视觉、听觉、平衡性、嗅觉、味觉和触觉——能接收周围环境中的某种特殊的信息。感觉器官将这种信

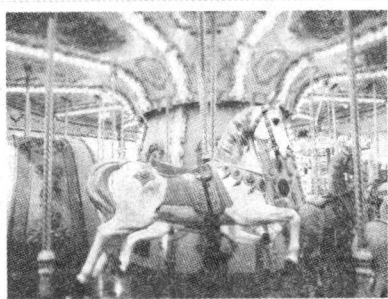

图17

息转化为神经冲动并将它发送到大脑，然后大脑分析这些信息。因为你的感觉通过大脑的分析来工作，所以你能知道周围环境中存在的许多东西。

视觉

眼睛（图18）使你能看到周围环境中的物体。有了一双明亮的眼睛，你可以看书以及窗户外的世界。眼睛

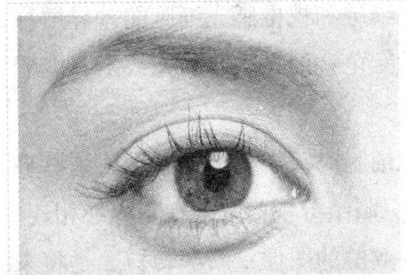

图18

会对光等刺激做出反应，它们将这些刺激转化为能够分析的神经冲动，使你看到物体。

光线怎样进入眼睛　光线进入眼睛后，首先，光线撞击角膜这是覆盖在眼睛前面的一层透明组织；接着，光线穿过位于角膜后面充满液体的小室，到达瞳孔。瞳孔是光线进入眼睛的一个窗口。

你可能已经注意到，当你从一间黑暗的房间走进一间阳光明媚的房间时，瞳孔的大小会发生变化。光线较强时，瞳孔缩小；光线较弱时，瞳孔放大。瞳孔的大小通过虹膜里的肌肉进行调整。虹膜是包着瞳孔的环状结构，调节着进入眼睛的光线数量。虹膜决定了眼睛的颜色。如果你的眼睛是褐色的，那么虹膜也是褐色的。

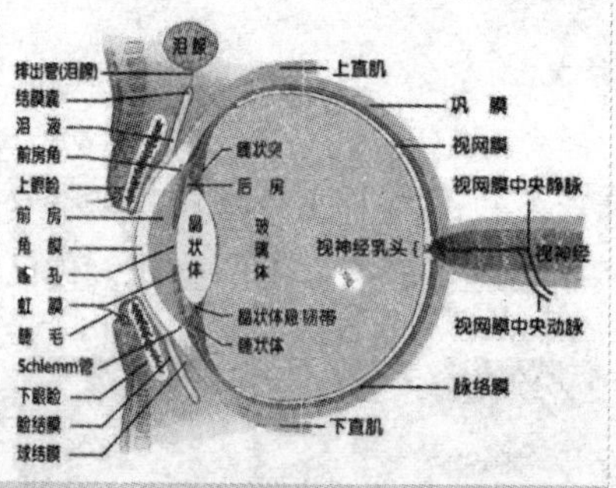

图 19

光线怎样聚焦　接着，光线穿过瞳孔，射到晶状体（图 19）。晶状体是一种能聚集光线的柔韧结构，其功能好像能将光线聚焦在胶卷底片上的照相机镜头。因为晶状体能使光线发生折射，所以形成的图像是倒立的。附着在晶状体上的肌肉能调节晶状体的形状，这种调节使形成的图像更清晰。

你怎样看到图像　图像穿过晶状体之后，聚焦的光线又穿过一种透明的像果冻状的液体，然后光线撞击到视网膜上，视网膜是排列在眼睛后侧的一层感应细胞。视网膜大约含有 13 亿个感光细胞。感光细胞有两种类型：视杆感光细胞和视椎感光细胞。视杆感光细胞只在昏暗的光线下工作，它使你看见黑色、白色和灰色的阴影。相反，视椎感光细胞只在明亮的光线下工作，它使你看见各种颜色。视杆感光细胞和视椎感光细胞的差异解释了你在明亮的光线下能看清楚各种各样的颜色，而在昏暗的光线下只能看到有阴影的灰色图像的原因。

当光线撞击视杆感光细胞和视椎感光细胞时，产生神经冲动，这些神经冲动穿过视觉神经传递到大脑。左右两只眼睛分别与一根视觉神经相连。大脑在处理视觉信息时做两件事：一是将颠倒的图像重新翻转；二是将来自左右两只眼睛的图像组合成一个图像。

矫正视力

无论是眼睛里的晶状体，还是照相机（图20）里的镜头，或是眼镜镜片都是弯曲透明的物体，都能使穿过它的光线发生折射。如果眼睛里的晶状体不能将光线正好聚焦在视网膜上，就会引起视力不正常。眼镜能帮助矫正视力。

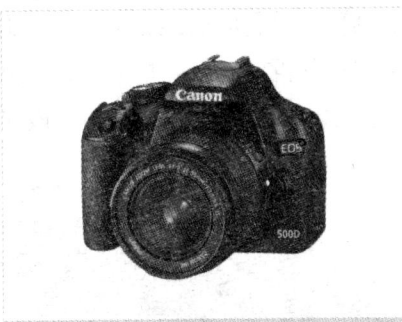

图20

近视　患者能清楚地看见近的物体，但要看清远的物体却很困难。近视是由于眼球的前后径太长引起的。由于眼球的前后径过长，而光线又必须到达视网膜，因此远物体不能被聚焦在视网膜上。这时，眼睛的晶状体只能将光线聚焦在视网膜前面的某一点。为矫正近视，人们需要戴凹透镜片的眼镜。凹透镜是一种周边比中间厚的透镜。当光线穿过凹透镜时，光线朝远离透镜中心的方向折射。眼镜的凹透镜片使光线在达到眼睛的晶状体之前先发散，接着穿过晶状体后聚焦在视网膜上，而不是视网膜的前面，从而使近视患者能看清楚远处的物体。

远视　患者能很清楚地看到远处的物体，但却看不清近的物体，远视患者眼球太短。由于这个原因，眼睛的晶状体折射来自近处物体的光线时，就不能将图像聚焦在视网膜上。如果光线能够穿过视网膜，图像就落在视网膜后面的某一点。

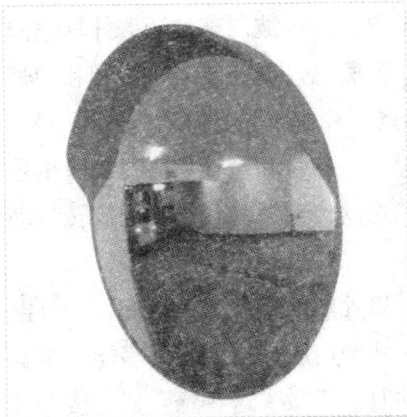

图21

凸透镜（图21）经常用于矫正远视。凸透镜是一种中间比周边厚的透镜，它使光线在到达眼睛之前朝中心方向折射，接着眼睛的晶状体再一次使光线折射，结果使图像恰好落在视网膜上，从而使远视患者能看清近处的物体。

听觉

是什么让你在早晨苏醒，闹钟，还是父母将你叫醒？早晨的公园里，你可能常常听到小鸟在唱歌。你是怎样听到这些声音的呢？耳朵是对声音的刺激做出反应的感觉器官，耳朵将声音转化为神经冲动，然后传递给大脑进行分析。所以，早上当你听到闹铃或其他声音时，其实已经经过大脑的信息分析系统，然后通知你该起床了。

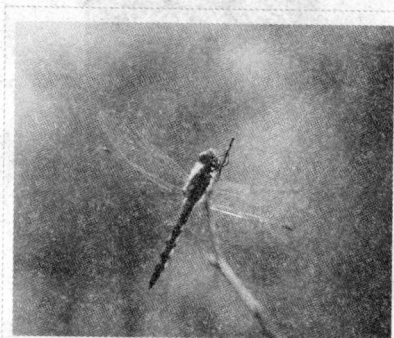

图22

声音怎样产生的呢？声音是由振动产生的。产生振动的因素有很多，可以是吉他的弦、昆虫的翅膀（图22）或飞溅的水等等。

振动产生波　大量的声波从声源传出，好像一块石头丢到水里后激起的层层波浪。声波由许多活动的颗粒如空气分子组成。例如，从你的朋友说话到你听到这句话的过程中，声波从他的喉传出，经过空气这种介质，才传到你的耳朵中。声波除了能在空气中传播以外，也能在液体和固体如水和木头中传播。

声音振动和声波　耳的结构使耳能接收声波，从而使人具有听觉。耳分三个部分：外耳、中耳和内耳。外耳包括耳郭与外耳道，其外形有点像烟斗。这种烟斗状的形状使外耳能够聚集更多的声波。声波顺着外耳道向内传播。在耳道的末端，声波到达鼓膜。鼓膜是一层隔膜，将外耳和中耳隔开，当声波撞击鼓膜时，鼓膜会发生振动，接着鼓膜将振动传递到中耳。中耳中含有三块身体里最小的听小骨：锤骨、砧骨和镫骨。这三块听小骨的名字是根据各自的形状而定的。鼓膜的振动传到锤骨，锤骨的旋转带动砧骨，砧骨又推动镫骨。

你怎样听到声音　镫骨镶嵌在内耳开口处的前庭膜上，前庭膜，将振动送入耳蜗的液体中。耳蜗是一片蜗牛壳状的内腔，排列着许多能对声音做出反应的感受器，当耳蜗里的液体振动时，刺激了这些感受器。接着感觉神经元通过听觉神经发送神经冲动到大脑。这些神经冲动被大脑分析重组后，变成你能听到的声音。

平衡的感觉

其实，耳朵也控制着人体平衡的感觉。耳蜗（图23）的上面是半规管，它是耳朵内形成平衡感的一种结构。半规管主要由导管及两个充满了液体的小囊组成，其表面还排列着如发丝状延伸的细胞。

当头移动时，半规管里的液体开始上涨，上涨的液体使细胞的发丝状延伸物弯曲。这种弯曲在运动神经元里产生神经冲动，经冲动传递到大脑，大脑对神经冲动分析后确定头的运动方式和身体的位置。如果大脑感觉到你的身体正在失去平衡，便发出神经冲动到肌肉，来帮助你恢复平衡。

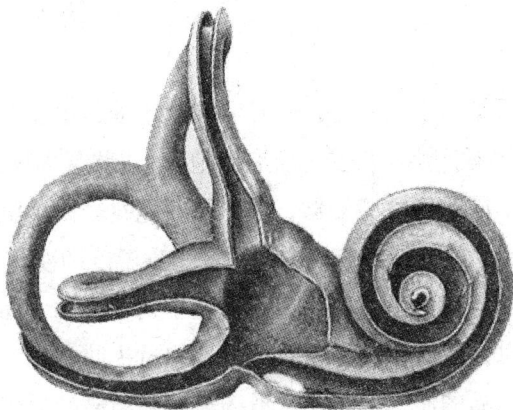

图23

嗅觉和味觉

你走进一间屋子，闻到新鲜烘焙的小甜饼（图24）的香味，接着咬上一口，细细地品尝其中浓浓的巧克力味。当你闻小甜饼时，鼻腔里的感受器对小甜饼散发在空气中的香味做出反应。当你咬上一口小甜饼后，小甜饼溶解在唾液里，与味蕾充分接触，使你感到甜。

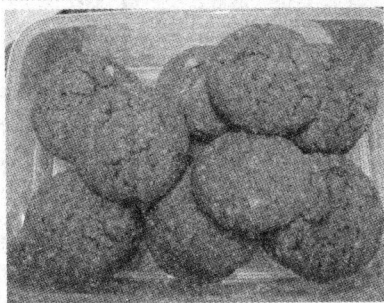

图24

嗅觉和味觉密切联系，它们都依赖于所感知的化学物质。这些化学物质引起鼻和口腔里的感受器反应，然后经反射弧将神经冲动传递到大脑，大脑对这些信息进行分析，辨别出各种气味和味道。

鼻子能够分辨出 50 多种基本气味，而味蕾只能分辨出四种味道：酸、甜、苦、咸。从小到大，你对食物已经积累了不少丰富的经验。食物的香味取决于嗅觉和味觉。

当你感冒时，对于自己最爱吃的食物，吃上去肯定也不如平时好吃，那是因为感冒造成的鼻塞，使嗅觉大大降低，因而你闻不出食物的香味，也就提不起吃的兴致了。

触觉

与视觉、听觉、平衡感觉、嗅觉和味觉不同，触觉并不固定在某一个位置上。相反，触觉产生于皮肤上所有的地方。皮肤是人体最大的感觉器官。皮肤含有各种不同的触觉感受器，其中一些能对轻微的触摸或沉重的压力做出反应，还有一些能接收疼痛的感觉及感觉温度的变化。

能对轻微的触摸做出反应的感受器位于真皮层的上面，它通过反射弧使大脑获得信息，"有把刷子正在轻轻地拂过皮肤表面"。这些感受器也能让你感觉到物品的质地，比如光滑的玻璃和粗糙的砂纸给人的感觉是不

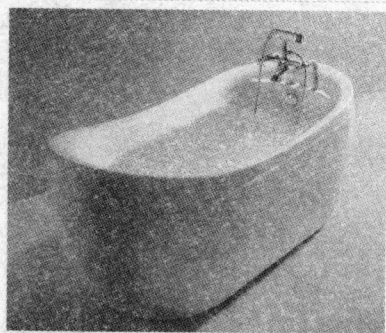

图 25

一样的。真皮层深处的感受器能接收压力产生的触觉。举个例子，在桌面上用力按下手，你会感觉到手指上的压力。

真皮层含有能对温度和疼痛做出反应的感受器。疼痛是很不舒服的，但它却是身体的一个重要触觉，因为它提醒身体存在危险。比如，当你把脚伸进浴缸（图25），但是水很烫时，你立刻缩回了脚。如果你有过这样的经历，你就会明白疼痛是怎样促使你的身体做出这个重要的反应的。

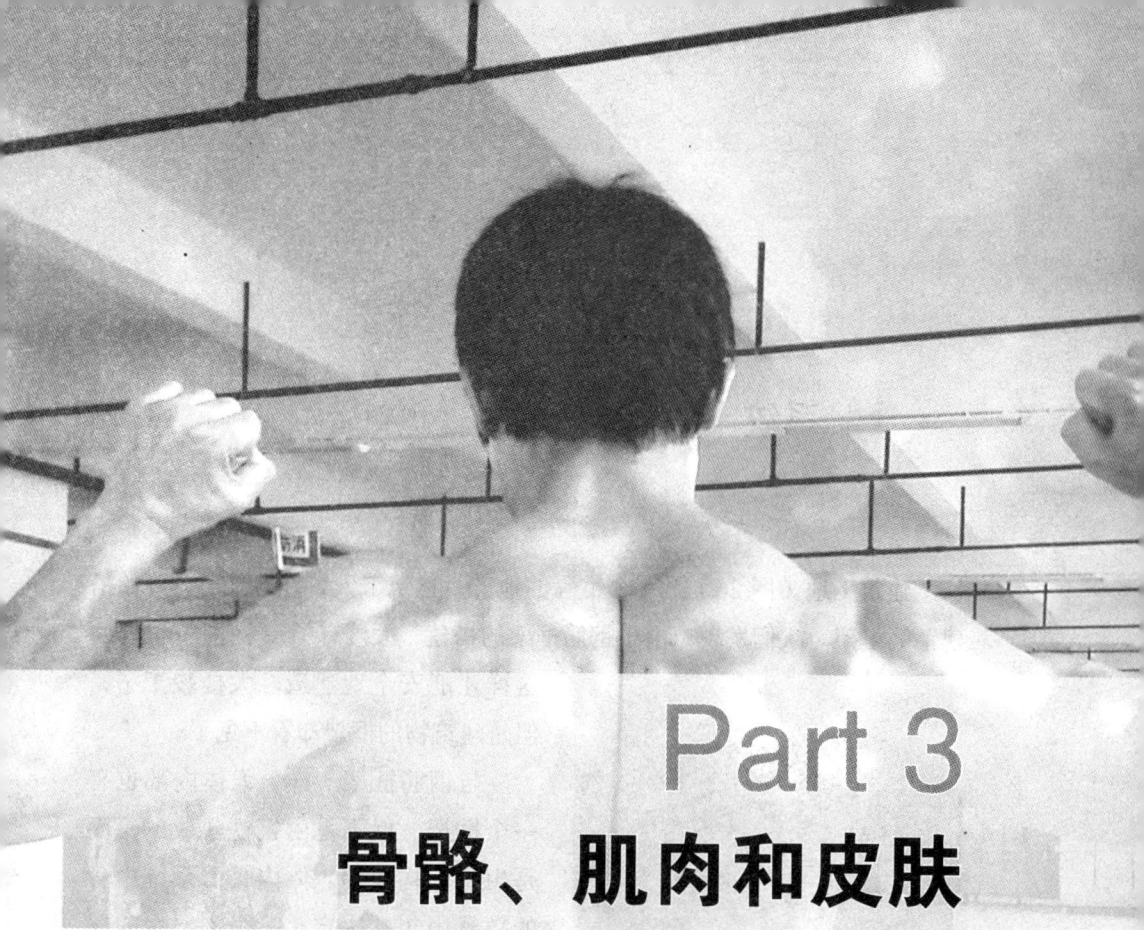

Part 3
骨骼、肌肉和皮肤

　　骨骼是组成脊椎动物内骨骼的坚硬器官，功能是运动、支持和保护身体；制造红血球和白血球；储藏矿物质。骨骼由各种不同的形状组成，有复杂的内在和外在结构，使骨骼在减轻重量的同时能够保持坚硬。肌肉主要由肌肉组织构成。肌细胞的形状细长，呈纤维状，故肌细胞通常称为肌纤维。中医理论中，肌肉指身体肌肉组织和皮下脂肪组织的总称。

　　除此之外，皮肤的作用也不容小视。如调节体温，排出垃圾，收集信息……

人
体
的
秘
密

骨骼系统

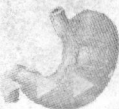

建筑工地（图26）是一个忙碌的地方，建筑工人筑好地基后，开始搭建钢筋框架。人们发现，由于钢筋框架的搭建，大楼有了一个坚固的框架，这样才能安全地建造。大楼竣工了，但是建筑物的框架却看不见了。

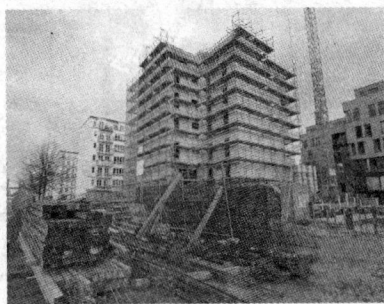

图26

与钢筋框架一样，人体内部也有一个框架，但不是由钢铁建成的，而是由骨骼构成的。体内骨骼系统中骨的数量由年龄决定。一个刚出生的婴儿有 275 块骨，而一个成年人的身体里却只有 206 块骨。因为，婴儿在成长的过程中，一些骨会合并在一起。例如，婴儿刚出生时，其头盖骨分为许多块独立的骨，随着人体不断地生长发育，独立的骨合并在一起，形成了较大的头盖骨。

骨骼系统的作用

就像一栋大楼没有钢筋框架就不能安全地建造一样，如果人体没有骨骼，就会站不起来。骨骼有五个主要功能：塑造体形、支持躯体、运动、保护内脏器官、制造血细胞、储存身体所需的某些物质。

骨骼决定了人的体形，这与钢筋框架决定一栋建筑物的外形非常相似。脊柱是人体骨骼的中心，位于躯干骨后侧。人体的每一块骨都与脊柱相连。如果你用手指沿着背部的中心向下移动，你会发现共有 26 块小骨，这就是脊椎骨（图27）（verte—bra），正是它们组成了脊柱。你可以把每一块独立的脊椎骨看做是一根线上的一颗珠子，而且就像一串项链那样能够弯曲。例如，你朝前弯下腰，能感到这些骨在调整。正因为骨骼具有这样的结构，才使得人类的各项运动皆有可能。如果脊柱只由一根骨组成，那么弯曲或扭动将会是天方夜谭。

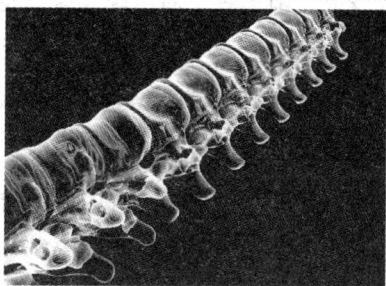

图27

骨骼能让你运动，身体里的大部分骨都与肌肉相连接，肌肉带动骨使身体移动。骨也保护着身体内的许多器官。例如，头盖骨保护着你的大脑，胸骨和肋骨在心脏和肺周围形成了一道保护屏障。

体内的一些骨能制造出身体所需的某些物质。例如，胳膊和大腿的长骨能够制造血细胞。骨也能储存钙和磷等矿物质，钙和磷使骨变得强壮且更坚硬。当身体需要这些矿物质时，骨就会释放出少量的矿物质到血液中，供身体使用。

骨——坚固而且充满活力

当你看到骨骼时，你可能会想到在万圣节上用来作装饰品的骷髅剪纸。古希腊人认为骨骼与死亡有关，因而"骨骼"在希腊文中的原意是"一个死亡了的身体"。其实，骨骼中的骨都是由活细胞构成的。

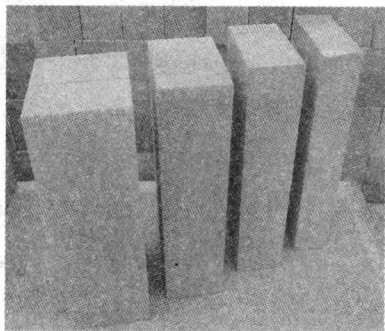

图28

骨的强度　骨十分坚固且重量轻，能够承受比混凝土（图28）或石块更大的压力，不容易破碎。与这些东西相比，骨要轻得多，骨的总重量只占一个成年人体重的20%。

你是否听过这样一个短语"硬若岩石"？多数岩石很坚硬，因为它由矿物质紧密排列而成。同样，骨也十分坚硬，因为它主要由磷和钙两种矿物质组成。

骨的发育骨　中也含包细胞和组织，例如，血细胞和神经。因为骨细胞是具有生命的，所以当人成长时，骨内会形成新的骨组织。甚至在你发育完成后，骨仍然会形成骨组织。例如，在你踢足球和打篮球的每一分钟，骨都承受了来自你体重的压力，而骨就是通过产生新的骨组织来对此做出反应的。

骨组织会再生，例如，在一场事故中若是骨折了，新的骨组织就会生成，以填满断骨两端的空隙，这样，新骨痊愈后的部位也会比原来的骨更坚固。

骨的结构

股骨是人体内最长的骨，与髋骨和小腿骨相连接。股骨外覆盖着一层薄薄的坚韧的骨膜，骨膜内分布着血管和神经。股骨内充满着骨密质，股骨内还有一些细小的导管穿过骨密质，这些导管将骨表面的血管和神经与骨中的活细胞连接起来。在骨密质的内部有一层骨松质，骨松质也存在于骨的末端。骨松质轻而且坚固，内有许多小空隙，犹如一块海绵。

骨中央的空腔含有柔软的结缔组织，这一组织称为骨髓（marrow）。骨髓分为红骨髓和黄骨髓。红骨髓制造身体的血细胞。婴幼儿的骨中含有大量的红骨髓；而一个青少年，仅在其股骨的末端、髋骨和胸骨处才能找到红骨髓，其他骨中只含有黄骨髓。黄骨髓作为能量储存库，用来储存脂肪，以供给身体所需的能量。

骨的形成过程

用两根手指在鼻尖的两侧移动，你会发现鼻尖不是硬硬的，而十分柔软。这是因为它含有软骨（cartilage）。软骨是一种结缔组织。婴儿的骨骼大部分都是软骨，随着人体的生长发育，大部分的软骨会被硬骨所代替。

当人停止发育时，大部分软骨被骨组织完全代替。当然，还存在少部分软骨，例如，在膝盖处的软骨就像一个软垫子，使股骨避免受到下肢骨的摩擦而使人感到疼痛。

骨骼中的关节

想想一下如果你的股骨和你的下肢一样长，那么你的生活将变成怎样？早上如何起床？怎样去赶上学的公交车（图29）？其实，这些都是无谓的想象。人体由许多块小骨组成，而不是一块块的大骨，每两块小骨之间由关节（ioint）相连。有了关节，骨可以按不同的方式运动。关节可分为固定关节和活动关节两类。

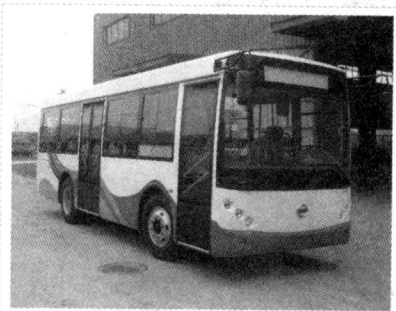

固定关节　身体内的某些关节以某种方式连结后，骨的活动性较小，或是不能运动。我们把这些骨的连结称做固定关节。头盖骨的骨就是由固定关节连结的，连结肋骨和胸骨的也是固定关节。

活动关节　人体内的大多数关节都是活动关节。活动关节使人体能够进行大幅度的运动。看一看"探索活动关节"，就会发现关节使各种运动方式变为可能的原因了。

图29

活动关节

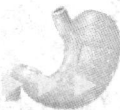

如果没有活动关节，人体会像木板一样僵硬。下列四种活动关节使人体能以多种方式运动。

①杵球关节　杵球关节允许身体进行大幅度的运动。例如，在你的肩膀处，手臂骨的顶端深深地嵌入肩胛骨碗状的凹面部分。这种关节允许你自由旋转胳膊。臀部也有这种杵球关节。

人体的秘密

②枢肘关节　枢肘关节（图30）允许一根骨绕着另一根骨旋转。但在脖子顶端的枢肘关节则限制了你的头从一边旋转到另一边。

③屈戌关节　屈戌关节就像一扇门的铰链，允许大范围的前后运动。例如，膝盖就是一种屈戌关节，它使你能将腿弯曲和伸直，你的肘也是屈戌关节。

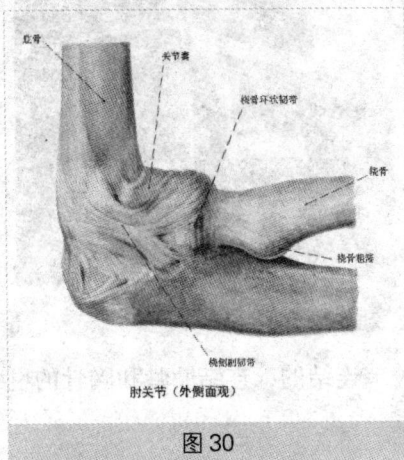

肘关节（外侧面观）

图30

④滑动关节　滑动关节允许一块骨在另一块骨上滑动。例如，在手腕处的滑动关节使你能够弯曲手腕，但是滑动关节限制了旋转运动。你的脚踝处也有滑动关节。

活动关节一般由关节面、关节囊和关节腔组成。关节面上覆盖的软骨，可以减少运动时两骨间关节面的摩擦。在关节囊的内部和外部还有许多韧带，使骨的连接更加牢固。另外，关节腔内还含有少量滑液，用于润滑关节软骨，减少骨与骨之间的摩擦，使关节的运动灵活自如。

细心呵护你的骨骼

骨骼担负着人体所必需的很多功能，因此保持骨骼的健康十分重要，特别是人处于发育阶段时，尤其应该做到这一点。保持膳食平衡及长期锻炼身体，都将使你步入拥有健康骨骼的人生。

保持骨骼健康的一种途径是膳食平衡。膳食平衡可以使你在成长发育期摄人足够量的钙和磷，使你保持骨骼强壮。比如，肉、谷物和绿色蔬菜都是钙和磷的良好来源，牛奶（图31）等乳制品中也含有大量的钙。

保持骨骼强健的另一个途径是长期锻炼身体。走路、踢足球或打篮球等活动使骨骼发育得更坚固紧密。跑

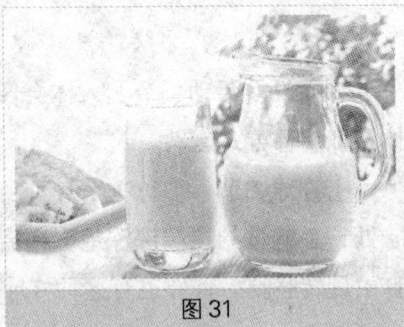

图31

步、滑冰和有氧健身操等活动则使骨骼更强健。

随着年龄的增长，骨骼中的矿物质开始流失，这会导致骨质疏松，即骨骼变得脆弱易碎。很多数据表明女性比男性更易发生骨质疏松。事实上，经常锻炼身体能够防止骨质疏松，多食富含钙的食物也能预防骨质疏松的发生。在青少年时期，如果你食用了大量富含钙的食物，在今后的生活中就能有效地防止骨质疏松。

关节损失的治疗

你一边大叫着："等等我！"一边飞奔穿过一条覆盖着冰的人行道，想要追上一个朋友，突然脚下一滑，身体失去了平衡，你甩动双臂想不让自己摔跤，接下来只知道自己已经躺在地上了。手臂传来阵阵刺痛，你意识到手臂已经受伤了。一会儿手腕肿了起来，如果动一动手腕，它会伤得更厉害，你得马上去看医生。

骨骼系统的普通损伤

在去医院的路上，你可能在想："我的手腕摔断了，还是仅仅擦伤？"手腕损伤肿起的类型通常有三种：骨折、扭伤与脱臼。

当你摔倒时，身体所有的重量都压在几根骨头上，就会引起骨折或骨裂。当韧带被拉得太长或在某处被撕裂就会引起扭伤。如果你被绊倒，脚踝扭了一下，你就会感到一阵剧烈的疼痛。这种疼痛可能是由你脚踝外侧的韧带拉得太长或撕裂而引起的。脚踝处的扭伤是最普遍的关节损伤。扭伤和骨折都会引起受伤部位的肿胀。

第三种损伤类型是脱臼。当骨头脱离关节时就会引起脱臼。例如，你曾经用指尖去抓球导致指骨脱臼。医生有时会把这根脱臼了的骨推回原处而不进行外科手术，但有时还是必需进行外科手术来复位。

肌肉系统

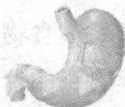

当一只野兔（图32）察觉到危险，它往往会一动不动地蹲着。你能这样坐着一动不动吗？也许你能坚持数秒种，但是不一会儿你会发现长时间

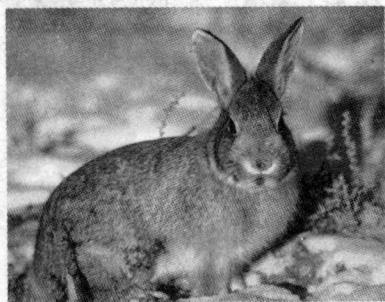

图 32

一动不动地坐着根本是不可能的。就算你的四肢肌肉不运动，但你的口腔里仍在分泌唾液，你的胃正在消化食物，你需要呼吸，胸腔扩张吸入空气。除了四肢肌肉外，其余肌肉都参与了这些动作。

人体内大约有600块肌肉，它们具有不同的功能。例如，有的使心脏保持跳动，有的牵动嘴角使你微笑，有的则带动骨骼运动。

肌肉的作用

身体的一些运动，如微笑很容易控制，而另外一些运动，如心跳，就不完全受你控制。那是因为有些肌肉（图33）完全不受人的意识支配。这些肌肉被称为不随意肌，专门负责呼吸和消化食物之类的运动。

图 33

受人的意识支配的肌肉叫做随意肌，比如微笑、翻书、听到铃声从椅子上站起来，所有这些动作都受随意肌的控制。

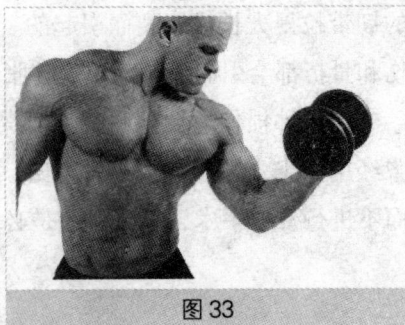

肌肉的类型

人体内有三类肌肉：骨骼肌、平滑肌和心肌。骨骼肌和平滑肌可在身体的许多部位找到，心肌仅存在于心脏。每种肌肉在体内都有其特殊的功能。

当你在电脑上打字（图34）、投篮或走进一个房间，这些动作都需要使用骨骼肌。顾名思义，骨骼肌就是附着在骨骼上的肌肉。这些肌肉提供力量，使你的骨骼产生运动。

骨骼肌细胞呈带状或条纹状，因此，骨骼肌有时被称为横纹肌。每一块骨骼肌的末端是肌腱。肌腱是一种将肌肉附着在骨骼上的坚韧的结缔组织。

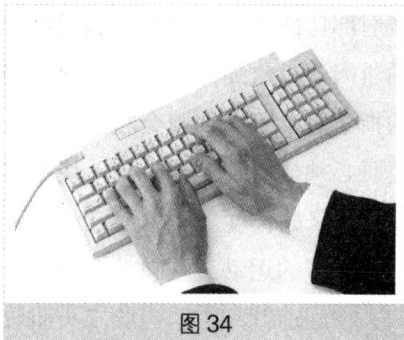

图34

因为骨骼肌受你的意识所支配，所以它们属于随意肌。骨骼肌的一个特点是它们能够迅速做出反应。例如：听到发令枪声后，游泳选手的腿部肌肉迅速将自己从起跳台上推入泳池中。比赛结束后，游泳选手的肌肉会疲劳，需要休息才能恢复。由此可见，骨骼肌还很容易疲劳。

平滑肌在身体一些内脏器官的内侧，如胃壁和血管中包含着平滑肌。平滑肌是不随意肌，它们自动地控制着身体内的一些运动，这一点与参与消化过程的器官很相似。例如，当胃里的平滑肌收缩时，会将食物和胃部消化液相混合形成搅拌运动，以消化食物。

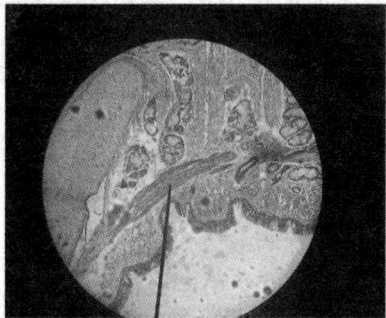

图35

与骨骼肌不同，平滑肌细胞不是呈条纹状的。平滑肌（图35）的运动方式也与骨骼肌不同，它的反应比较缓慢且不易疲劳。

心肌　心肌兼有骨骼肌和平滑肌的一些基本特征：与平滑肌一样，它属于不随意肌；与骨骼肌一样呈条纹状排列。然而与骨骼肌不同的是，心肌永远不会疲劳，能够不断地收缩，我们把这种不停的收缩称之为心跳。

肌肉的工作方式

有时，别人会这样问你："你有肌肉吗？"这时你可能会握紧拳头，在肘部弯曲手臂，向别人展示你的上臂肌肉。与其他骨骼肌一样，手臂上的肌肉通过收缩或者变短、变厚来完成它们的工作。当收到来自神经系统的指令后，肌肉细胞会收缩。因为肌肉细胞只能收缩而不能伸展，所以骨骼肌必须成对地工作。当一块肌肉收缩时，与它成对的那一块肌肉则会恢复到原来的长度。

下臂的运动过程包括：首先，位于上臂前侧的肱二头肌收缩使手肘弯曲，举起前臂和手。当肱二头肌收缩时，位于上臂后侧的肱三头肌恢复到原来的长度。当伸直手肘时，肱三头肌收缩。当肱三头肌收缩到手臂平展时，肱二头肌恢复到原来的长度。肌肉成对工作的另一个例子是大腿处的膝关节的弯曲和伸直。

精心照料骨骼肌

锻炼对于保持肌肉的力度和柔韧性很重要，锻炼使单个肌肉细胞变大，进而使整块肌肉变厚，肌肉越厚就越结实。如果在赛前先做热身运动，可加强肌肉的柔韧性，进而提高比赛成绩。

与骨和关节相类似，骨骼肌也会受伤。一些避免骨和关节受伤的相同预防措施也能帮助避免肌肉受伤。例如，热身能提高关节的柔韧性，也能提高肌肉的柔韧性。此外，使用适当的安全装备也能保护你所有的组织以及肌肉和肌腱（图36）。

有时，尽管采取了适当的预防措施，肌肉仍然会受伤。当肌肉过于疲劳或拉伸过度就会引起肌肉紧张和拉伤。肌腱也会被拉伸过度或局部撕裂，长时间锻炼后，骨骼肌会痉挛。当肌

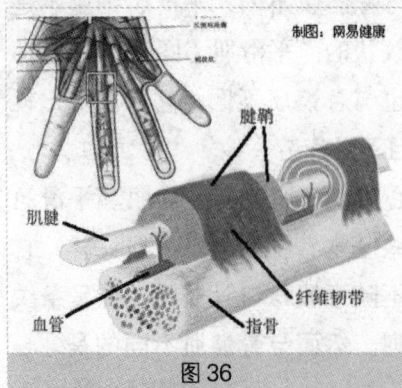

图36

肉痉挛时，整块肌肉强烈收缩并一直处于拉伸状态。如果你的肌肉或肌腱受伤，一定要按照医生的指导让受伤的部位好好休息直到痊愈。

皮 肤

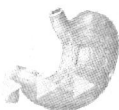

　　若有人问你："人体内最大的器官是什么？"如果你的答案是皮肤，那就对了！如果把一个成年人的皮肤展开摊平，面积会超过 1.5 平方米，这大约是一张双人床垫的大小。原先你可能会认为皮肤只不过是将身体内部与外部环境隔开的遮盖物，但是如果你知道了皮肤的作用后，你就不会小看皮肤的作用了。

坚韧的身体外壳

　　皮肤担负着许多主要的功能。皮肤覆盖在身体的表面，能阻止水分的流失；保护身体避免受伤和被病菌感染；帮助调节体温，排除体内垃圾，收集周围环境的信息；在阳光照射下产生维生素 D。

　　皮肤在人体表面形成一道保护屏障，阻止引起疾病的微生物和环境中的有害物质进入体内。此外，皮肤还能帮助保持体内的水分，就好像塑料袋（图 37）能保持新鲜食物的水分一样，皮肤阻止了一些组织液的流失。

　　皮肤的另一个功能是帮助身体维持恒定的体温。许多血管从皮肤中通过。当人体暖和时，这些血管增大，血流量增加，这就使热量从体内转移

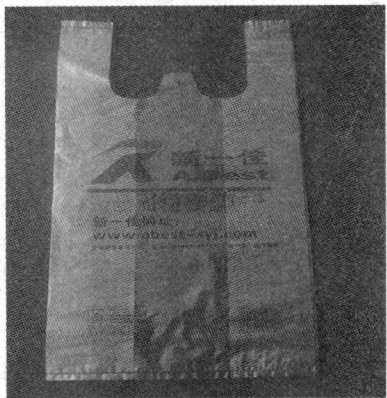

图37

人体的秘密

到周围环境中去。此外，皮肤里的汗腺通过排汗对过多的热量做出反应。当汗水从皮肤表面蒸发后，热量就被散发到空气中去了。因为汗水中含有一些溶解的废弃物质，所以说皮肤能帮助你排除体内垃圾。

皮肤也能收集周围环境的信息。为了了解皮肤是怎样做到这一点的，你可以把指尖放在胳膊的皮肤上并用力往下按，然后轻轻地掐自己。这个过程其实是在测试你皮肤里的神经。皮肤里的神经能提供压力、疼痛和温度之类的信息。疼痛的信息很重要，因为它们正在发出警告，你正在遭受周围环境中某样事物的伤害。

此外，一些皮肤细胞在阳光的照射下能制造维生素 D。维生素 D 对保持骨骼健康非常重要，这是因为维生素 D 能帮助消化系统中的细胞吸收食物中的钙。皮肤细胞只需要几分钟的太阳光照射，就能制造出你一天所需的所有维生素 D。

表皮

皮肤分表皮（图38）和真皮上、下两层。表皮是皮肤最外面的一层。大多数情况下，表皮比真皮薄。表皮中没有神经和血管，因而一些很浅的擦伤通常不会让你感到疼痛，而且伤口不会流血。

死的还是活的表皮细胞不停地进行生命循环：每一个表皮细胞在表皮的深处开始生命，在那里细胞分裂形成新细胞。新细胞渐渐成熟并在表皮层里向上移动，而新的细胞又开始形成。大约两星期以后细胞死亡，成为表皮表面的一部分。在显微镜下，皮肤表面的死细胞就好像扁平的囊状物一样，一个叠在另一个上面。细胞留在这一层里大约两星期后脱落，并被它们下面的死细胞所代替。

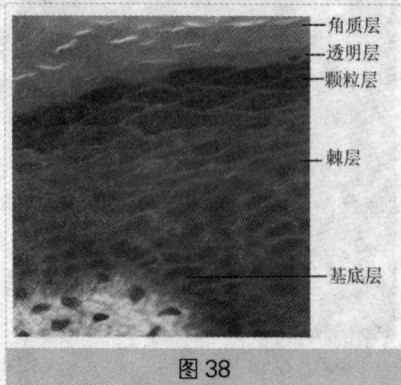
图38

角质层
透明层
颗粒层
棘层
基底层

保护身体在某些方面，表皮中的死细胞要比活细胞更有价值。皮肤表面的死细胞层，即角质层为皮肤提供了很大的保护，例如，厚厚的角质层保护着你的指尖。另外，脱落的死细胞也能帮助保护身体。当细胞脱落时，随之带走了细菌和其他一些"定居"在皮肤上的物质。每当你摩擦双手时，就会有很多皮肤死细胞脱落。

表皮内层的一些细胞也能帮助保护身体。例如，手指上的一些细胞能生成坚硬的指甲，它保护你的指尖免受伤害，并帮你刮东西和捏东西。

另外，表皮深层的一些细胞能生成黑色素，这是一种色素，或叫做有颜色的物质，它使皮肤具有自己的颜色。皮肤里的黑色素越多，你的皮肤就越黑，黑色素的生成有助于保护皮肤免受灼伤。如果人曝晒在太阳光线下，会在皮肤表面生成更多的黑色素，甚至使皮肤灼伤。

真皮

真皮位于皮肤的下层。真皮位于表皮的下方和脂肪层的上方。真皮层中含有神经和血管，也含有其他一些结构，如汗腺、毛发和油脂腺。汗腺产生汗水，汗水通过毛孔（pore）到达皮肤表层。一根根的毛发从毛囊（hair follicle）中长出来。而在毛囊周围的油脂腺分泌出的油脂使毛囊不透水，同时还可以帮助保持皮肤湿润。

保持皮肤健康

由于皮肤具有许多功能，因此保持皮肤健康是十分重要的。下列四种好的习惯能帮你保持皮肤健康：饮食均衡、多喝水、尽量不要长时间曝晒在太阳下、保持皮肤干净和干燥。

合理饮食皮肤活动频繁：表皮里的细胞会被取代，毛发和指甲会生长（图39），油脂会分泌。这些活动都需要能量，而人体能获得所需的能量，必须有健康平衡的饮食。在第三章中，你将学到更多有关健康饮食的知识。

多喝水为了保持皮肤的健康，人们每天应该摄入足量的水。当你参加某项体力活动像踢足球后，你就会排出10升体液，这时你需要喝水、饮料

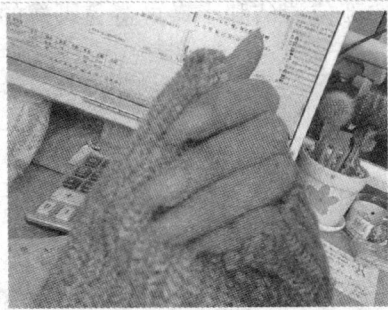

图39

第三章 骨骼、肌肉和皮肤

以及吃水果来补充由于出汗蒸发的水分。

尽量不要长时间曝晒在太阳下，长时间曝露在强烈的太阳光下，会使皮肤变得粗糙甚至产生皱纹，因此你应该采取一些措施来保护你的皮肤，避免皮肤过早老化。若过度曝露在太阳光下还会破坏皮肤细胞，并使它们发生癌变，即皮肤癌。

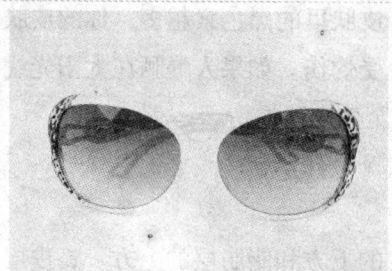

图40

人们可以采取许多方法来保护皮肤免受阳光伤害。例如，到了户外，你可以戴上凉帽或太阳眼镜（图40），并涂上防晒霜来防晒；夏天，天气炎热，人们可以穿棉制的或纱制的衣服，使皮肤透气、排汗顺畅。此外，尽量避免在早上10点到下午2点这段时间曝晒在阳光下，因为这时的太阳光特别强烈。

保持皮肤干净，用中性肥皂清洗皮肤，可以除去皮肤上的灰尘和有害细菌。青少年时期，人们尤其应该养成良好的清洁习惯。因为在这个时期皮脂腺活动特别活跃，如果皮脂腺被油脂堵塞，就会引起细菌感染。

有一种叫粉刺的皮肤病，是皮肤被细菌感染所引起的，很难控制。如果皮肤上长了粉刺，医生会给你开一种抗菌素来控制感染。当你每天清洗皮肤的时候，用洗面奶清除油脂可使你的皮肤免受更多的细菌感染。

真菌也能在皮肤里生存，引起皮肤的感染。因为真菌在温暖潮湿的环境里能快速繁殖，比如由真菌感染引起的脚癣通常是发生在脚趾之间。因此，保持你的双脚，尤其是脚趾之间的部位清洁和干燥可避免脚癣的发生。

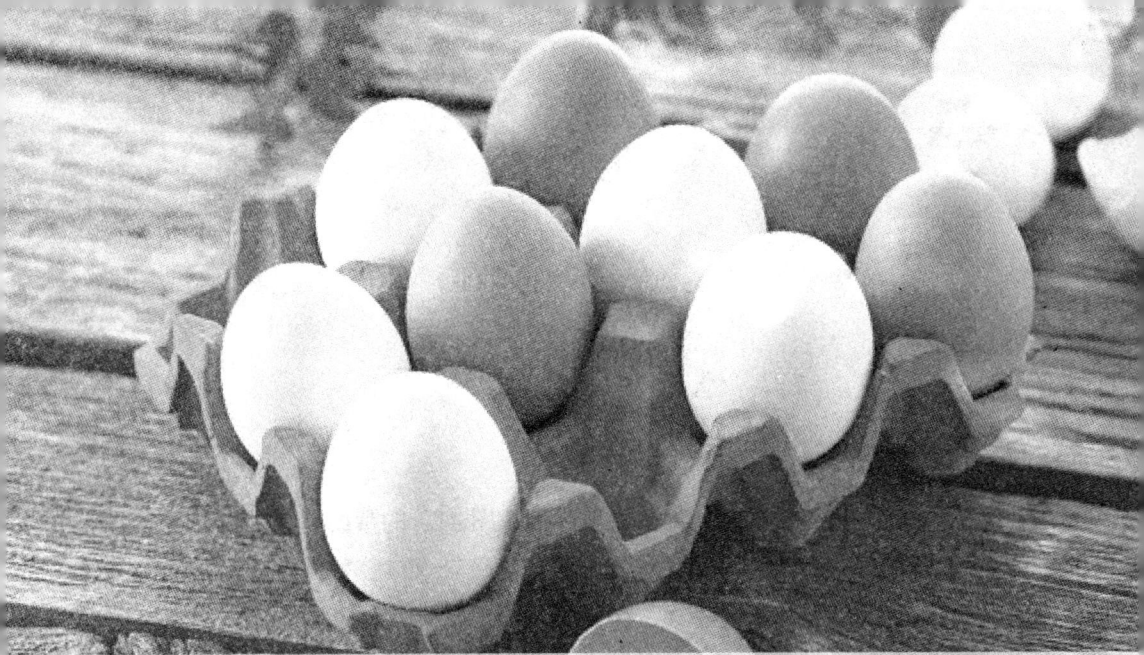

Part 4
消化系统

　　消化系统由消化道和消化腺两大部分组成。消化道包括口腔、咽、食管、胃、小肠（十二指肠、空肠、回肠）和大肠（盲肠、结肠、直肠、肛管）等部。临床上常把口腔到十二指肠的这一段称上消化道，空肠以下的部分称下消化道。消化腺有小消化腺和大消化腺两种。小消化腺散在于消化管各部的管壁内，大消化腺有三对唾液腺（腮腺、下颌下腺、舌下腺）、肝和胰。

　　消化系统的基本生理功能是摄取、转运、消化食物和吸收营养、排泄废物，这些生理的完成有赖于整个胃肠道协调的生理活动。

牙 齿

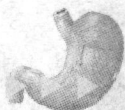

人们一日三餐进食，都少不了牙齿（图41）的帮助。要是没有牙齿，食物嚼不碎，会给生活带来很大的困难。每个人口腔里都长着两排牙齿，粗看这两排牙齿似乎差不多。但仔细一看，却有几种不同的形状，原来牙齿也有不同的分工。那么从外形和作用上来看，牙齿应当怎样区分呢？张开嘴巴，我们从两排牙齿的正中线向左或向右数起，可以清楚地观察到：

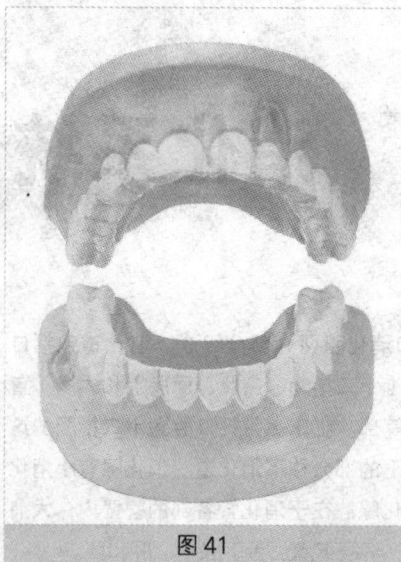

图41

第一个和第二个形状相似，又宽又扁，边缘尖锐，形似一扇大门，这称为门齿，也叫做切牙。门牙像一把刀片，专门用来切割食物，各种食物进口腔后，其中块状的食物就先被门牙切割成片状。

第三个牙齿，形似小山尖，这称为尖牙，也叫做犬齿。尖牙是用来撕裂食物的。人的尖牙虽然已不像虎、狮、狼等食肉动物那样锋利发达，但在进食时为了撕碎比较坚韧和不易切碎的食物，也仍然得靠尖牙来帮忙。

再向右向左往里看，第四、第五、第六、第七、第八个牙齿，它们的形状都很相似，冠面高低不平，表面宽而矮。而且上、下两排的这五对牙齿互相对合，好像一副磨子的上下两半，因此称为磨齿，也叫做臼齿。磨齿的作用就是磨碎食物。

总的来说，牙齿可分为切齿、尖齿、磨齿三种类型。人们吃了食物，食物在口腔内经过牙齿的切、撕、磨，再加上舌头和唾液的作用，就变成食团被送入胃肠。所以说，牙齿的作用是对食物进行机械性消化，为胃肠进行化学性消化作好准备。

知道了牙齿的作用后，我们就应该更自觉地好好保护自己的牙齿，防止产生龋齿（图42）。龋齿是因为细菌侵入牙齿的珐琅质，先分解珐琅质的有机部分即蛋白质，然后再破坏珐琅质的无机部分而造成的。龋齿不但影响到食物的咀嚼和消化，有时还会引起牙痛和其他多种严重的疾病。因

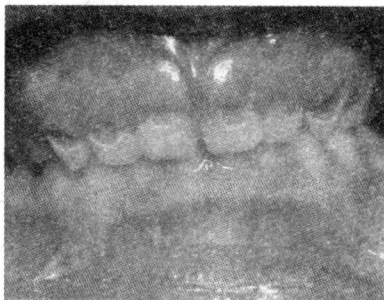

图42

此，我们一定要养成饭后漱口，早晨起床和睡前各刷一次牙的好习惯。

有人统计，早晨刷牙后口腔内的细菌总数可减少60%；如果只漱口不刷牙，则口腔内的细菌总数只能减少15%。所以必须长期坚持勤刷牙、多漱口。如能每顿饭后刷牙则更好，没有条件刷牙时饭后用清水嗽嗽口也好。另外，刷牙还得讲究刷牙的方法。有些人采用左右"拉锯式"的刷牙方法，这样牙刷刷不到牙齿的内面、凹面和牙缝，而这些地方正是口腔中藏污纳垢之处。正确的刷牙方法应该是使牙刷毛顺着牙缝刷；刷上牙时由上往下刷，刷下牙时由下往上刷；当刷到上下咬合面时，应将刷毛按压在牙面上来回刷，刷完外面再刷里面。刷牙的时间不能太短；用力不宜过大，以免损伤牙龈。

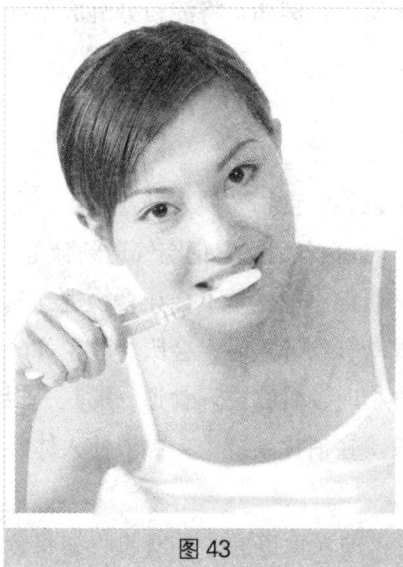

图43

刷牙（图43）不仅能消除牙面牙缝的食物残渣和减少口腔中的细菌，还能按摩牙龈组织，加快血液循环，增强牙龈的抵抗力。如果发现患有龋齿，就要及早请医生治疗，以保证自

已有一副完好健康的牙齿。

口腔

当你走过面包店或饭店时，会流口水吗？在你百般饥饿的时候，这些气味或这些食物都会让你产生口水。这种反应是人体对饥饿和美味的饭菜产生的正常生理反应。口腔里释放出的液体叫做唾液。唾液对在口腔里进行的机械消化和化学消化起着重要的作用。

机械消化　机械消化过程开始于你咬食物的第一口，你的牙齿迈出了机械消化的第一步。你的门牙将食物咬成碎块。门牙的两边锋利、尖尖的牙齿叫做犬牙，它将食物撕裂成更小的碎片。犬牙的后面是磨牙，将食物磨碎。牙齿工作时，唾液混合着食物碎粒，使食物变成一团光滑的物质。

化学消化与机械消化一样，化学消化也是从口腔开始。如果你咬一口饼干并含在嘴里，不一会儿饼干就会变甜。变甜的原因是唾液中的化学物质将饼干中的淀粉分解成了单糖分子。化学消化是把复杂的分子分解成简单分子的过程。化学消化主要依靠酶来完成。酶是一种蛋白质，它能加速身体内的化学反应。唾液中用于消化淀粉的化学物质是一种酶，称为唾液淀粉酶。人体能制造出许多种不同的酶，每一种酶都有其特殊的化学结构。酶的化学结构决定了它只能参加一种化学反应。例如，将淀粉分解成单糖的酶就不能将蛋白质分解成氨基酸。

食道

如果你曾经被食物呛过，有人可能会说你的食物"误入歧途"了。那是因为在你嘴的后侧有两个开口。一个口子通向气管，它把空气送到肺里；另一个口子通向食道，把食物送到胃里。通常，身体是不会让食物进到气管里去的。当你咀嚼时，喉部肌肉往下推动食物，这时，会厌封住了你的气管，避免食物从这里进入。当你吞咽食物时，食物进入食道，那是一根连接嘴和胃的肌肉管。食道上布满了黏液。在消化系统中，黏液使人体吞咽食物变得容易并将食物向前推进。

食物在食道中仅停留约 10 秒钟。当它进入食道后，平滑肌收缩将食物推到胃里。这些肌肉收缩产生的随意波叫做蠕动。蠕动也发生在胃里和远离消化系统的地方，肌肉收缩产生的随意波将食物推向消化系统。

胃

人体的消化道中，有一个贮存食物的膨大部分，像个囊，上接食管，下通十三指肠，是个"无底洞"，这就是胃。

胃在人的一生中，几乎要接纳数百吨食物（图44）和水，这些食物和饮料有冷热、粗精之分，甜、酸、苦、辣、咸之味，真是十分繁杂。正如中医古书《素问》所说："胃者，水谷之海。"

胃的伸缩性很强，在禁食状态下容量仅有50毫升左右或更少，进食后可扩大数十倍。胃容量又随年龄而异：

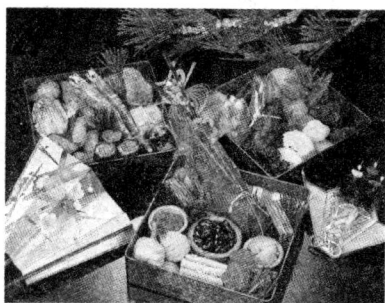

图44

新生儿约7毫升，肌张力小，故有溢奶现象。1岁婴儿的胃容积约300毫升，3岁儿童为800毫升。儿童胃的肌张力有限，一旦暴饮暴食，就可能将食物滞纳于胃中，造成积食。成人胃容量有3000毫升，但因性别、职业不同，彼此之间的差别也很大。

胃在人体内是不定型的，极度收缩时可缩成管状，高度充盈时，位置可抵达肚脐以下。儿童的腹壁单薄，当饱食后可察觉腹部膨隆。一般儿童和体形矮胖者，胃呈牛角形，近似横位；女性和瘦高个子的人，胃多为长形，呈垂直位。

胃的肌肉相当厚实，共有3层：里层是斜行的，中间是环行的，外层是纵行的。3层肌肉纤维呈不同方向收缩，形成有规则的收缩运动——蠕动。胃蠕动时，通常是"一波未平，一波又起"，频率约每分钟3次。

当食物到达胃时，胃的肌肉通过运动，能容纳食物及产生压力和蠕动，对食物进行充分搅拌和粉碎，直至食物成为半流质的混合物（称为食糜）；另一方面，为了更好地加工食物，胃每天要分泌1500～2000毫升胃液，以便对食物进行化学消化。

胃液里面，主要有盐酸、胃蛋白酶。胃液中的盐酸浓度很高，可以使蛋白质变性，以利分解。胃液还能杀死食物中的多种细菌，同时在胃酸的作用下，胃蛋白酶显现它的活性，可把食物中的蛋白质分解，以便在小肠进一步分解成氨基酸，然后才能被吸收。

胃是食物的重要"加工站"，它的工作很繁重。所以，从小就要养成定时、定量进食，劳逸结合的良好生活习惯。

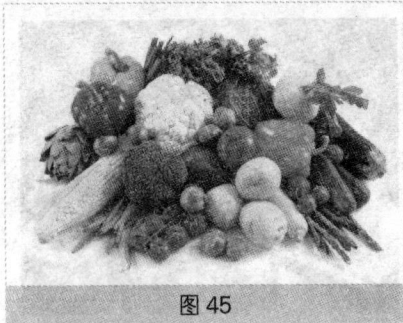

图 45

食物（图 45）在胃内逗留的时间，取决于它的质和量。水只停留 2～3 分钟；碳水化合物能停留 2 小时左右；蛋白质存留的时间较长，脂肪则迟迟不愿离去。由于进餐的食物是丰富多样的，所以，胃一般在进食后需要 4～5 小时才能排空。所以，一日三餐为宜。

如果暴饮暴食、食无定时，或精神紧张不安、情绪抑郁寡欢，则会严重影响胃的工作，加重它的负担，降低胃液的分泌量，其结果会引起胃的功能紊乱，造成各种急性或慢性的胃病。

胃排空后又恢复到原来的大小。这时胃的肌肉会强烈收缩，残存在胃里的少许液体和气体就被来回驱赶，并发出"咕噜、咕噜"的响声。这是在提示，肚子里唱"空城计"了，需要再次进食了。这种饥饿收缩每次约半分钟，若超过半小时还不进食，反应会逐渐减弱，正如人们日常所说："饿过劲，反而觉不出饿了。"

胃内消化的第一步，就是分泌大量带有酸味的胃液，它的主要成分是盐酸，浓度为 0.4%～0.5%。胃在 1 周内分泌的胃酸，足以把一张普通的餐桌蚀一个大窟窿，可见胃酸的威力。

胃液中的盐酸，不仅能激活胃蛋白酶原，还能杀灭进入胃的细菌。夏天，人们大量喝水，会冲淡胃液，加之吃不洁生冷食物，容易造成腹泻。

小肠

黏稠的液体离开胃以后，进入小肠（图 46）。小肠是消化系统的一部分，大部分的化学消化在这里进行。你可能会感到疑惑，小肠怎么会有这样一个名字呢？毕竟小肠有 6 米长，比一辆客车还要长，占了消化系统总长的 $\frac{2}{3}$，其实主要是因为其直径大约只有 2～3 厘米，大约是大肠直径的 $\frac{1}{2}$。

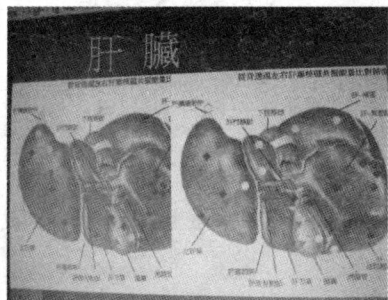

图 46

虽然食物在到达小肠前，已发生了一系列化学反应，被消化成黏稠的液体，但是化学消化才刚刚开始。此时，只有少部分淀粉和蛋白质已分解，脂肪则完全未被分解，因此几乎所有的化学消化和营养物质的吸收都在小肠里进行。

当液态食物进入小肠后，小肠就将其与酶和分泌液相混合，进行化学消化。酶和分泌液由三种不同的器官产生——小肠、肝脏和胰腺。肝脏和胰腺通过细管将它们产生的消化液运送到小肠中去，帮助食物消化。

肝脏（图 47）的作用　肝脏位于腹部的上侧，是身体内最大、最重的器官。你可以把肝脏看做是一个非常忙碌的化学工厂，它对人的许多生理活动起着非常重要的作用。肝脏在营养物质的代谢中起重要的作用。例如，

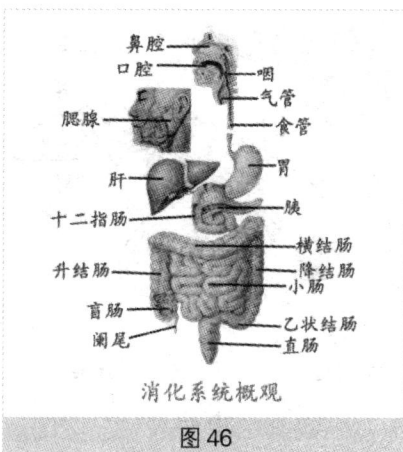

图 47

进入人体内的氨基酸，可以在肝脏内重新合成人体所需的蛋白质。另外，肝脏还有解毒的功能，能将小肠及胃吸收的一些有毒物质转化为无毒物质。作为消化系统的一部分，肝脏还能制造胆汁——一种能分解脂肪颗粒的物质。胆汁从肝脏流到胆囊，胆囊是一个能储存胆汁的器官。当你吃完东西，胆汁通过细管从胆囊流进小肠。

胆汁不是酶，不能帮助食物进行化学消化，但是它能将大的脂肪颗粒分解成小的脂肪液滴。可将胆汁作用于脂肪的过程与肥皂作用于油性皮肤的过

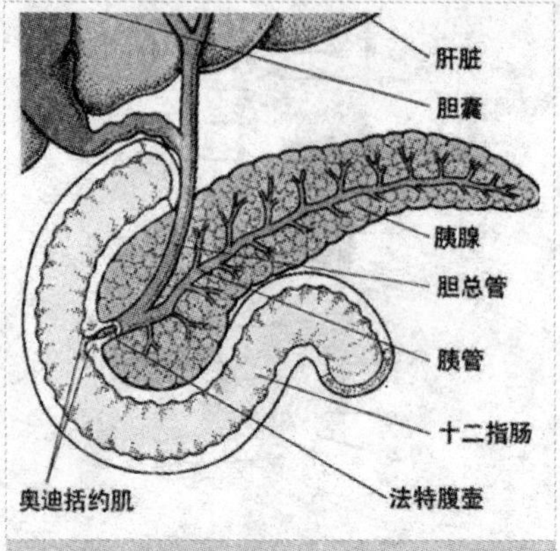

人体的秘密

图48

程相类似。肥皂将油分解成油滴并混合肥皂水就能把油污洗去；胆汁与食物中的脂肪混合形成小的油滴，油滴通过化学消化被胰腺产生的酶分解。

胰腺（图48）的辅助作用　胰腺是呈三角状的器官，位于胃和小肠前端的部位。与肝脏一样，胰腺在许多生理过程中却起着重要的作用。作为消化系统的一部分，胰腺产生的酶，流入小肠，这些酶帮助分解淀粉、蛋白质和脂肪。

由胰腺和其他器官产生的消化酶并不能分解所有的食物，如食物中的植物纤维就不能被分解。但是，植物纤维使小肠中的液体物质变稠，使小肠蠕动时推动食物朝前变得容易。

小肠内的吸收　在化学消化完成后，营养物质就可以被身体吸收了。小肠的结构非常适合人体对营养物质的吸收。小肠的内表面或内壁看上去崎岖不平，成千上万微小的小肠绒毛覆盖在内表面上。每根小肠绒毛内侧分布着毛细血管，营养分子穿过小肠绒毛表面的细胞进入到血管中，血液携带着营养物质到达全身各处，供身体细胞使用。

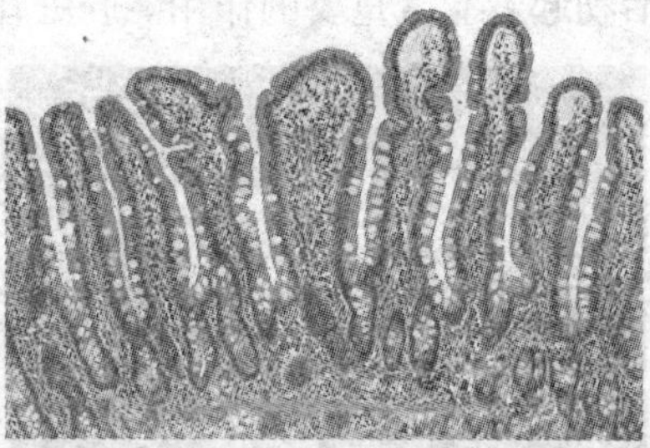

小肠绒毛（图49）的存在增加了小肠的表面积，如果所有的小肠绒毛都展开摊平，那么小肠的总面积有一个网

图49

球场那么大。巨大的表面积使小肠吸收食物更快，如果小肠的表面是平坦的，那么它就不可能快速吸收食物。

大肠

当食物到达小肠的末端时，大部分的营养素已经被吸收，剩下的物质进入大肠。大肠是消化系统的最后一部分，大约有1.5米长——相当于一个浴缸的长度。大肠的外形有点像马蹄铁，盘绕在腹部的右侧，穿过上腹，最后到达左下腹。大肠中寄生有细菌，它们以通过大肠的物质为食。这些细菌通常不会引起疾病，事实上，它们对身体有益而无害，因为它们能制造出对人体有益的某些维生素，如维生素 K。

进入大肠的物质含有水和纤维素等未被消化的食物。当这些物质通过大肠时，水分被吸收到血液中，剩下的物质就被排出体外。

在大肠的末端有一个短管，叫做直肠。在这里，废弃物被压缩成固体，通过肛门，即大肠末端的开口排出体外。

肝脏

肝脏是人体最大的消化腺。它位于腹腔里，大部分在腹腔右上部，小部分在腹腔左上部，紧贴在膈下面。

肝脏上面隆凸，借韧带分为左、右两个大叶，右叶大而厚，左叶小而薄。整个肝脏约有 50 万个肝小叶组成。成人的肝脏重约 1500 克，只占身体重量的 $\frac{1}{50} \sim \frac{1}{36}$，然而却是我们身体最大，最重要的一个代谢器官。

肝脏的功能概括起来，可分为两个方面，这就是分泌肝汁和参与代谢。下面简要介绍一下。

第一，分泌胆汁。肝细胞能制造和分泌胆汁，分泌出来的胆汁，汇集并贮存在胆囊里。进食后，胆囊收缩，胆汁经总胆管流入十二指肠。胆汁能促进脂肪类食物的消化。脂肪类食物同胆汁混合后，就变成微细的颗粒，再与消化脂肪的消化酶接触，脂肪类食物就很容易被消化了。

胆汁的这种作用，称为"乳化"。肝脏有病常会引起胆汁分泌量的不足，影响脂肪的消化，因此病人往往怕吃油腻的食物（图 50）。

第二，代谢功能。在体内各种物质的代谢中，如糖类代谢，蛋白质代谢、

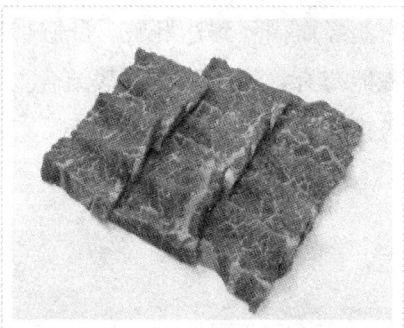

图 50

脂肪代谢、维生素代谢等，都有肝脏参与。

就拿糖类代谢来说：我们摄取的各种碳水化合物，经过消化后变成葡萄糖，葡萄糖被吸收后首先进入肝脏。进入肝脏的葡萄糖中，有一部分转变为糖元贮存在肝脏里，称为肝糖。

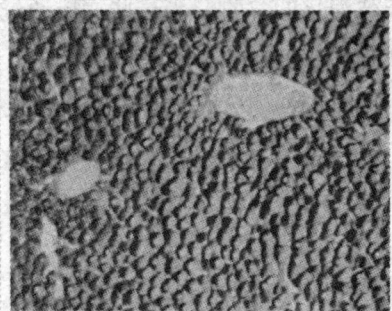

图 51

血液中所含的葡萄糖称为血糖。在正常情况下，每 100 毫升血液中约含 0.1 克葡萄糖（0.1％克）。当血糖浓度超过一定限度时，肝脏便把多余的葡萄糖转化为肝糖（图 51），贮存在肝脏里。反之，当血糖的浓度低于0.1％克时，肝糖便转化为葡萄糖进入血循环。

血糖是维持生命的重要物质之一。轻微的低血糖会引起乏力、头昏、甚至晕倒，血糖降低到正常含量的一半时，就会引起痉挛，再下降则可导致昏迷以至死亡。

再比如蛋白质代谢。肝脏不仅能利用血液中的氨基酸合成自身所需要的多种蛋白质，而且还能合成清蛋白、纤维蛋白原、凝血酶原等大部分的血浆蛋白。此外，肝内因为具有与氨基酸代谢有关的酶，氨基酸的转氨基、脱氨基反应都是在肝内进行的。

另外，肝脏还有解毒、造血、排泄等功能。如果摄入的食物到肠内已腐败（主要是蛋白质类食物），或者肠内细菌产生出来的有毒物质，它们经血循环到达肝脏。肝脏会有效地使其失去毒性。如肝脏内的甘氨酸能与有毒物质苯甲香酸结合，形成马尿酸，马尿酸对人体无害，经肾脏排出体外。

吃饭的学问

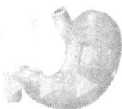

　　饭是人人要吃，天天要吃的。可是在这极其平常的事情中，却包含着不少学问。

　　有的人吃饭偏食、挑食。有的人吃饭却很随便：什么时候想吃就吃；高兴时就多吃，把肚子撑得鼓鼓的，不高兴时就少吃，甚至饿上一顿。长此以往，胃肠和身体的健康将受到损害。

　　吃饭是一种生活享受，但主要目的还是为了摄取营养满足身体生长发育和维持生命的需要。因此，讲究吃饭的学问主要是指怎样保持消化道健康和注意合理营养。而要做到这两点，就必须懂得吃饭要定量定时，并且合理搭配食物，使摄入食物多样化。

　　为什么吃饭应该定量定时呢？因为胃肠活动，不论是运动、蠕动或是分泌消化液，都是由人体内植物性神经管理，而不受主观意愿所控制。对一般混合食物来说，食物在胃中停留的时间约为 4 ～ 5 小时。人吃过饭后，胃就开始蠕动，并大量分泌胃液。当胃内食物全部排空进入小肠后，胃就回复到空胃运动式的收缩，这种收缩叫做饥饿性收缩。饥饿性收缩是在提醒人们又该进食了，这就是人在白天最好每隔 4 ～ 5 小时就要进食的道理。

　　胃有丰富的平滑肌，靠着它的舒张收缩胃才产生运动。虽然平滑肌具有一定的伸缩性，比较容易拉长，但不是没有限度的，吃得太多显然对胃是有害无益的。而且胃分泌胃液的多少和蠕动的快慢，通常是根据食物数量和质量而有所不同。多吃胃相应地得多蠕动，较长时间的一波未平，一波又起也会加重胃的负担。因此吃饭最好掌握在七、八成饱为宜。

　　从上述胃肠的生理活动规律看，我国传统的一日三餐饮食习惯，很合乎卫生的要求。一般说，一日三餐的食量分配是：早餐占全日摄入量的

30%～40%，午餐占40%～50%，晚餐占20%～30%。

一般讲，只要我们不偏食、不挑食，定时定量进餐，就能保障消化道的健康，从而保障了身体的健康。

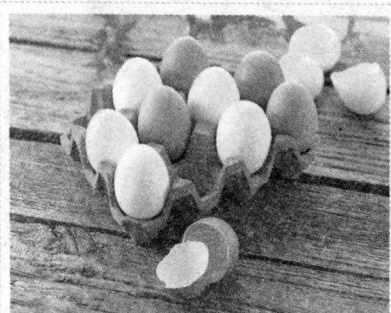
图52

另一方面，食物所提供的营养成分主要有蛋白质、糖类、脂肪、水、无机盐和维生素。这6类营养成分各有各的功用，缺一不可。但是，各种食物中所含的营养成分参差不齐。比如鱼、肉、蛋（图52）、禽等食物中含蛋白质比较多，而蔬菜中含水分、糖类比较多，因此，我们在选择食物时，必须做到全面多样，才能从各种食物中获得我们人体生理所需要的多种营养。

早在两千多年前，我国医药经典著作《黄帝内经》中，就已经对食物的搭配原则作了精辟的论述。书中说："五谷为养，五果为助，五畜为益，五菜为充。气味合而服之，以补精益气。"这就是说，每天的膳食必须包括谷类、果类、肉类和蔬菜；从营养成分的作用看，它们有"养"、"助"、"益"、"充"等差异。可见，只有合理搭配米面、水果、肉类和蔬菜等各种食物，做到摄取食物多样化，人体才能得到全面、充分的营养，才能促进健康，增强抗病能力。

一提起营养，有人就认为应该多吃鸡鸭鱼肉；也有人以为食品越纯越精越好，把富强粉和白米当作上乘佳品，从不进食粗粮糙米；也有人以为粗粮营养最好，顿顿粗茶淡饭，禁食鱼肉。显然，这些看法是不全面的，这样的膳食是不利于健康的。我们应该大力宣传和提倡，荤素搭配，粗细结合，不挑食，食物多样化，尽可能做到营养合理。

特别应该指出，合理搭配食物（图53），对青少年尤为重要。青少年处在生长发育阶段，身体对营养需求量大大增加，而且对各种营养物质有特殊的要求。

例如 人从12～13岁开始，进入青春期，这时应特别注意增加蛋白质的摄入量。因为我们的身体中，除水以外，蛋白质的含量最多，约占17%

左右。蛋白质是组成身体细胞的基本物质，是人体生长发育、组织更新和修补的重要原料。根据资料介绍，13～16岁的青少年，男性每日需要蛋白质的量为85克，女性为80克。如果饮食不注意摄入足够的蛋白质，将会影响健康。

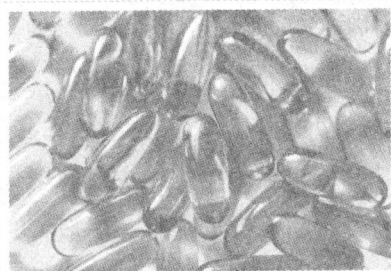

图53

同样，青春期也是人一生中对钙的需要量达到最高数值的阶段，要知道，骨的生长一刻也离不开钙的供给，人体内的钙有99%存在于骨和牙齿内。根据资料介绍，13～16岁的青少年，每日需钙量为1200毫克，这时如果钙的供给量明显不足，就会影响骨的生长。在冬天，由于日晒机会减少，由皮肤中的一种胆固醇转化为维生素D的量随之下降，而维生素D能调节钙代谢，促进身体对钙的吸收，因此，在冬季应该注意多补充含维生素D的食物，如鱼肝油（图54）、蛋黄，以满足身体对钙的需要。

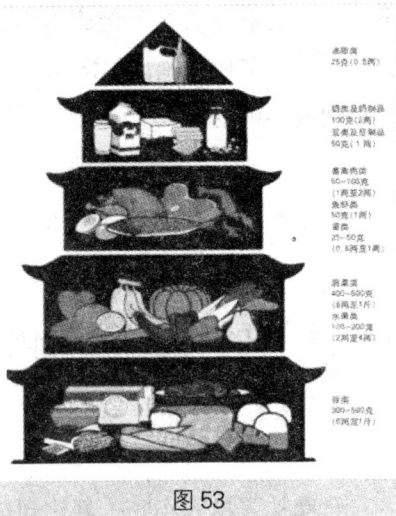

图54

此外，在青春期，身体对B族维生素和铁的需求量相应也有增加，对于前者，可以多食用一些糙米、杂粮等粗制食物，因为这类食物既能提供大量热能，又含有丰富的B族维生素，可以一举两得。

对于后者，可以在饮食中注意多吃猪肝、黄豆等含铁量多的食物，这样不仅能满足人体对铁的需要，还有助于预防缺铁性贫血。尤其是女孩，由于月经的来潮，每个月身体内要定期失去血液而容易缺铁，更需要及时补充。据资料介绍，13～16岁的青少年，男性每日需铁量为15毫克，女性为18毫克。

当然，如有条件，两餐之间适当吃些点心、水果，使身体获得多种营

第四章 消化系统

养，不仅有利于青少年健康地生长发育，同时还能避免患皮肤病、便秘、体重过轻、贫血和龋齿等疾病。合理搭配食物，决不是一件可有可无的事，应该引起足够的重视。

食物的种类和消化

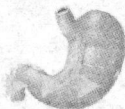

食糜从胃排入小肠，好比到达了加工厂的主体车间。在这里，食糜将得到进一步彻底的加工和消化吸收。由于不同的食物加工的方法有些差别，这里有必要首先介绍一下食物的营养成分及其作用。

大家知道，我们吃的食物从营养成分分析，包括糖类、蛋白质、脂类、维生素、无机盐和水。其中糖类、蛋白质和脂类称为三大营养要素。

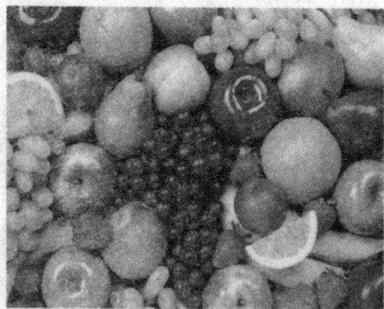

图 55

糖类（图 55）是每天的主食，其中主要是淀粉。在每天的食物中，糖类约占 80％以上。糖类的主要功用是提供生命活动所需的能量，一般说，人体所需能量的 70％以上是由糖氧化分解提供的。糖类也是组织细胞的组成成分，如核糖及脱氧核糖是核酸的组成单位，而核酸是细胞的重要成分。

血液中的葡萄糖（称血糖）是供给细胞组织进行氧化以取得能量的主要物质。正常人在早晨空腹时，每100毫升静脉血中含葡萄糖80～120毫克，如低于 60～70 毫克，就会出现"低血糖症"；低于 45 毫克，将出现"低血糖休克"；如高于 120 毫克，称为"高血糖"，超过 160～180 毫克，将出现"糖尿"。

蛋白质是细胞和组织结构的基本材料。因此，蛋白质是维持人体生长和发育、组织更新和修补的主要材料。长期缺乏蛋白质，人的生命就无法维持。酶、某些激素和抗体，也都是蛋白质，这些物质的合成和更新，都必须依靠蛋白质作为基本材料。

青少年正处在长身体的时期，对蛋白质的需要量较多。此外，孕妇、乳母、病人的恢复期、慢性消耗性疾病的患者和从事重体力劳动的人，在饮食中要特别注意含足够的蛋白质，才能满足其需要。

蛋白质（图56）由氨基酸组成，目前已知的氨基酸有20多种。有些氨基酸在人体内不能合成，必须由食物提供，这些氨基酸叫做"必需氨基酸"，如赖氨酸；另一些氨基酸在人体内能够合成，不一定由食物供给，这些氨基酸叫做"非必需氨基酸"，如谷氨酸。食物不同，不但所含蛋白质的量不同，而且含有氨基酸的种类和数量也不同，为了摄取各种各样的氨基酸，食物的种类应该多样化。

脂类包括脂肪、类脂和固醇。

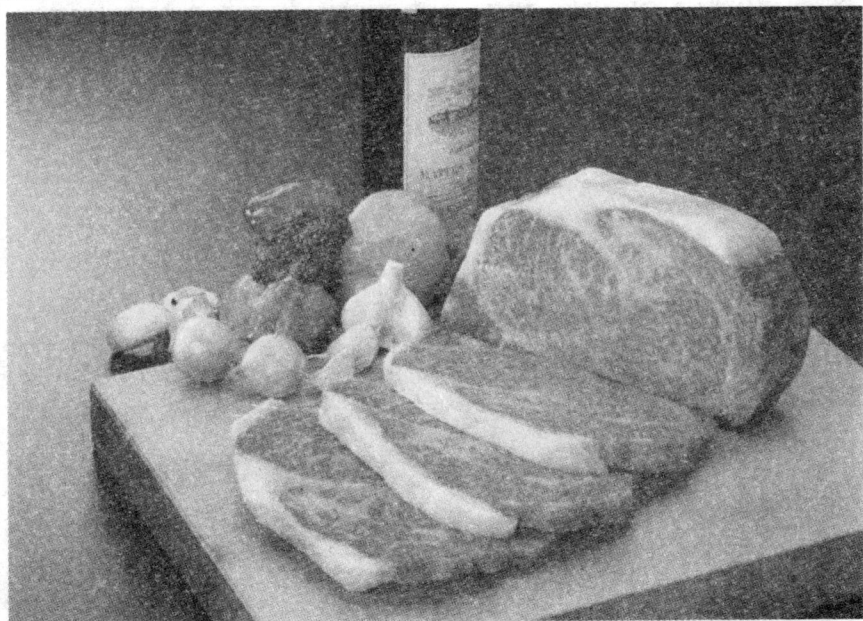

图56

脂肪是细胞组织内的贮能物质。人体内的脂肪有缓冲机械冲击、保护和固定内脏、保持体温的作用。脂肪大部分贮存于皮下、肠系膜、肾脏周围等脂肪组织中。在一般情况下，男性所含脂肪约占体重的15%～20%，女性约占20%～25%。人体所需的脂肪，一般是通过动物脂肪和植物油获得的。

类脂也是组成细胞的成分。最重要的类脂是磷脂。在神经组织中磷脂特别丰富。

最重要的固醇是胆固醇。胆固醇在紫外线照射下。能转变为维生素D。但胆固醇含量过高会使动脉硬化和血管阻塞，引起高血压、心脏病和中风。胆固醇含量高的食物有蛋黄（图57）、猪肝、猪肾、肥猪肉、鱿鱼、蛤蜊等。

人每天必须进食多种食物，这些食物大多要在消化道内被分解为可以吸收的成分，这个过程称为消化。

消化有两种方式：一种是通过牙齿的咀嚼和胃的蠕动把食物磨碎挤压，这叫做物理性消化或机械性消化；另一种是消化腺分泌的消化液对食物进

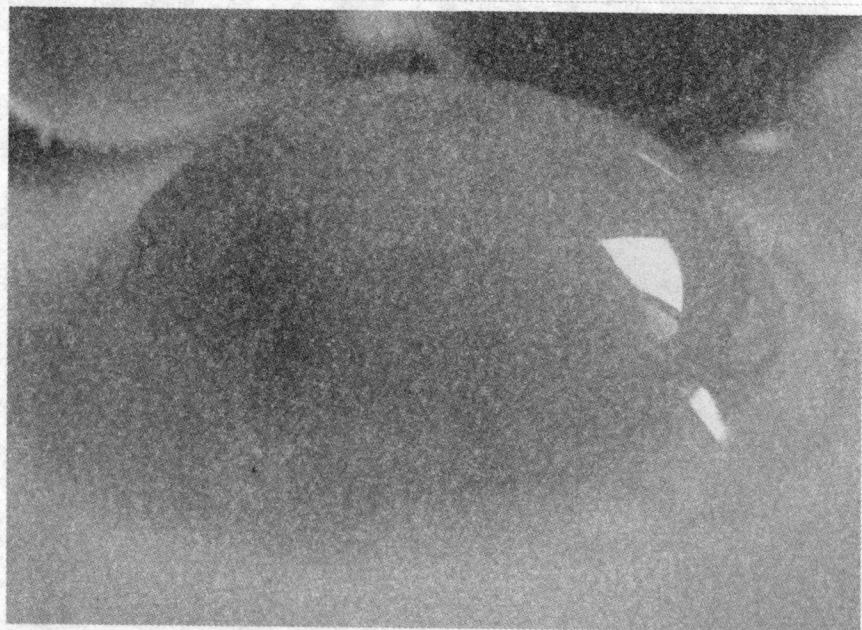

图57

行化学分解，使食物的大分子物质变成能被吸收的小分子物质，这叫做化学性消化。在这两种消化方式中，化学性消化是主要的。

消化液为什么能把大分子物质变成小分子物质呢？这是因为消化液中含有消化酶的缘故。

酶是一种催化剂，它是一种能促进化学反应的物质。在生物体内的催化剂，可以叫做生物催化剂。

酶的催化效率极高，在一般情况下，酶的催化效率比化学上应用的普通催化剂要高出1000万倍以上。酶的种类很多，但一种酶一般只能对一种物质的某种化学反应起催化作用，例如淀粉酶只能对淀粉的分解起作用，而对蛋白质、脂肪就不能起作用。

各种消化液里都含有酶。一般说，这类消化酶的名称是根据它是由什么消化腺分泌的和它能对什么物质起作用而确定的，如唾液唾粉酶，就是指它由唾液腺分泌，能分解淀粉变成麦芽糖（图58）的一种消化酶。

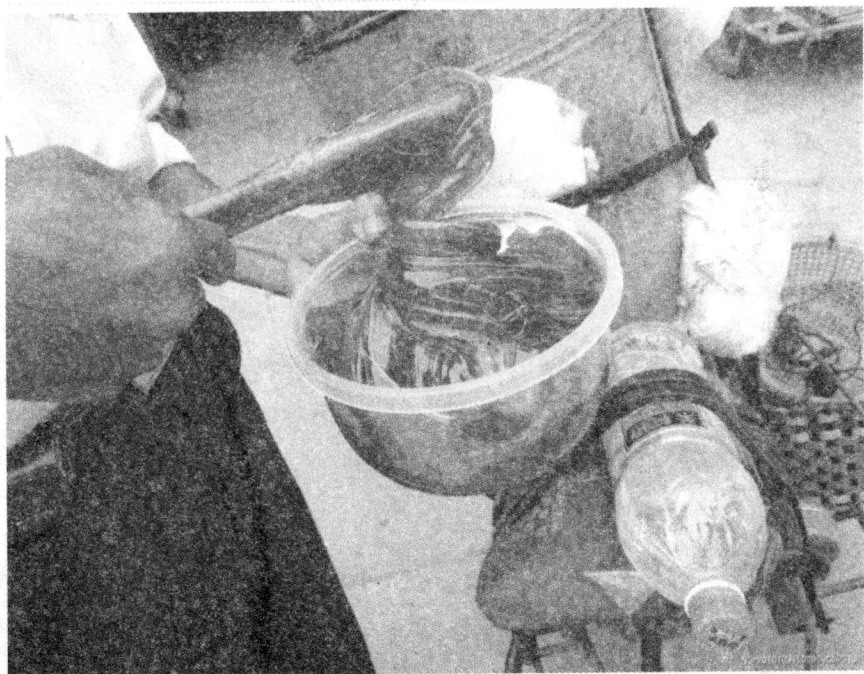

图58

现在让我们看一下食物是怎么消化的。食物被摄入口腔，经牙齿咀嚼变成很小的颗粒，同时辅以舌的搅拌，跟唾液混合，形成食团。在形成食团的过程中，食物中的部分淀粉被唾液淀粉酶分解为麦芽糖。

食团通过吞咽经食管进入胃，由于胃的蠕动，食团得到进一步的机械性消化，而且跟胃液充分混合。胃液中的胃蛋白酶能把蛋白质分解成多肽。食团经胃液的初步消化，变成了粥样的食糜。

食糜进入小肠后，经受小肠的蠕动跟小肠里的消化液混合。小肠里有小肠液、胰液和胆汁等。小肠液里有多种消化酶，如肠淀粉酶、肠麦芽糖酶、肠蔗糖酶、肠乳糖酶和肠肽酶等。胰液里有胰淀粉酶、胰麦芽糖酶、胰蛋白酶和胰肽酶等。胆汁里不含消化酶，但含有胆盐，它能把脂肪变成微粒，对脂肪的消化有辅助作用。因此，食糜在小肠里经过各种消化酶的作用，其中淀粉（碳水化合物）分解成葡萄糖、蛋白质分解成氨基酸、脂肪分解成甘油和脂肪酸等可被人体吸收的小分子营养物质。

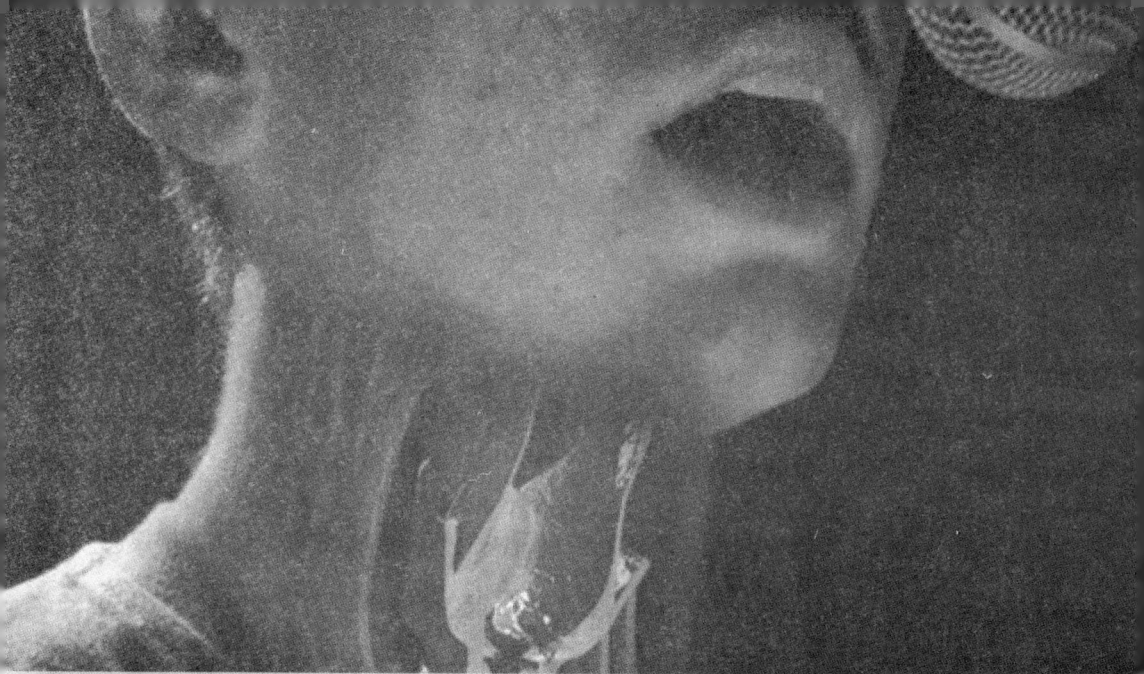

Part 5

呼吸系统

　　呼吸系统是执行机体和外界进行气体交换的器官总称。呼吸系统的机能主要是与外界的进行气体交换，呼出二氧化碳，吸进新鲜氧气，完成气体吐故纳新。呼吸系统包括呼吸道（鼻腔、咽、喉、气管、支气管）和肺。

　　人体呼吸过程由三个相互衔接并且同进进行的环节来完成：外呼吸或肺呼吸，包括肺通气（外界空气与肺之间的气体交换过程）和肺换气（肺泡与肺毛细血管之间的气体交换过程）；气体在血液中的运输；内呼吸或组织呼吸，即组织换气（血液与组织、细胞之间的气体交换过程），有时也将细胞内的氧化过程包括在内。由此可见，呼吸过程不仅依靠呼吸系统来完成，还需要血液循环系统的配合，这种协调配合，以及它们与机体代谢水平的相适应，又都受神经和体液因素的调节。

扁桃体

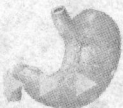

扁桃体（图59）是人体阻止细菌侵入的第一道防线，对人体的健康起到"门卫"的作用。但是，扁桃体的防御能力降低，也可能成为危害人体健康的"病灶"。

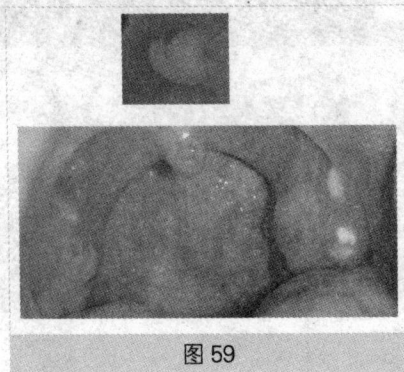

图59

扁桃体（旧称扁桃腺）是咽部左、右两侧壁的淋巴组织，张开口时就可以见到。

扁桃体表面比较光滑，内约有10～20个隐窝，弯弯曲曲开口于表面，形成许多小凹陷。在这些凹陷内，常常积存有食物残渣和脱落的黏膜碎屑，形成了细菌生长的温床，口腔内的细菌自然也会在这里潜伏、生长。

在正常情况下，扁桃体的外层被膜和腺体会不断分泌黏液，使细菌随同脱落的上皮细胞一起排出，加之扁桃体有大量的淋巴细胞，能吞噬细菌，所以扁桃体不易发炎。

当人的抵抗力降低时，这些潜伏着的病菌则趁机繁殖，使扁桃体发炎肿大，就连吞咽也感到疼痛。

过去，曾经认为扁桃体是呼吸道感染的"发源地"。所以，一旦扁桃体发炎，最好的治疗方法就是手术"一切了之"。现在看来，这种做法并不恰当。

扁桃体除了有淋巴细胞（图60）能吞噬细菌外，还能分泌出一种干扰素，有抑制病毒生长和保存维生素C的作用，还能够在病毒的入口处（口和鼻）产生细胞传递的免疫能力，与循环着的淋巴细胞免疫力一样有效。因此，扁桃体目前被公认为一种免疫器官。

但是，如果扁桃体反复发炎，长期不愈或形成"时愈时发"的局面，在这种情况下，扁桃体吞噬细菌的能力就削弱，整个扁桃体也就成为人体发生其他感染性疾病的策源地，还有可能引起风湿热。这时，保留扁桃体就不必要了，在适当的情况下，应考虑手术摘除。

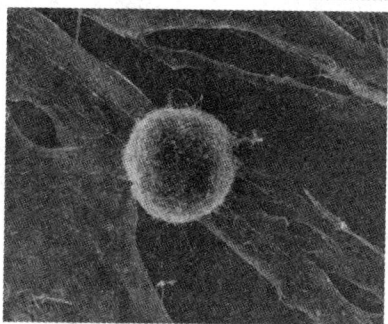

图 60

至于 7 岁以下的儿童，扁桃体增大，若没有局部的功能障碍，或非病灶性的扁桃体，可不必介意。因为这是人体生长发育阶段的正常现象。

要使身体健康，不易患扁桃体炎，就应该经常加强体育锻炼，保持口腔内的清洁卫生，提高机体的免疫能力。

呼吸道的三道关口

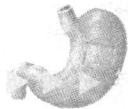

鼻腔（图 61）、气管和支气管以及肺泡巨噬细胞，构成了呼吸道的一道道"防线"。

呼吸道看似简单，只不过是从鼻腔开始，经咽，喉、气管、支气管最后达肺泡，但功能却不简单。

正常成人每天吸入的空气约有 1 万升之多。除了吸入新鲜氧气，呼出二氧化碳外，呼吸道要拦截、清除随空气进入身体的尘埃、细菌等有害物质；同时，还要净化、湿化和温化空气。

鼻腔是呼吸道的"第一关"。鼻腔前部有鼻毛，可以阻挡较大颗粒的尘埃通过。鼻腔表面是鼻黏膜，有腺体分泌黏液。空气经狭窄的鼻甲沟通

人体的秘密

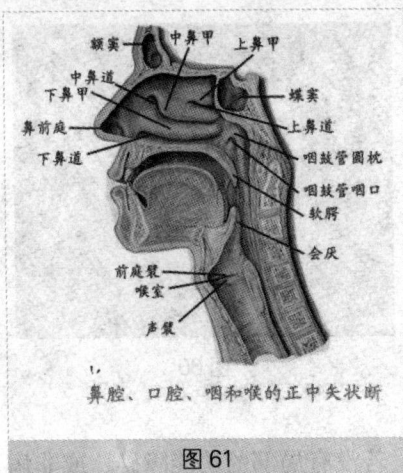

鼻腔、口腔、咽和喉的正中矢状断

图61

过时，很多尘埃撞在黏膜上而被粘住，空气中大颗粒尘埃（10微米以上）几乎全被挡在身体外面了。鼻黏膜有丰富的毛细血管网，可以把吸入的空气加温，使其温度接近于人体温度。鼻黏膜分泌的液体，可以将吸入的空气湿化，使其湿度大大提高。如果空气未经过鼻腔的加温、湿化作用，下呼吸道（声门以下的呼吸道）很快会干燥，正常生理功能就会受到损害，并容易招致各种病原微生物感染。

鼻腔还具有一副特殊的"自洁装置"。在鼻黏膜表面覆盖了一层黏液，这层黏液与鼻窦、咽部以及气管、支气管的黏液层相连续，名叫黏液毯。这层"毯"的表面，含有稠厚的黏蛋白，可以吸附外来的微粒。同时，鼻腔黏膜上皮细胞的纤毛，就插在这层"毯"中。通过纤毛本身不停地由前向后颤动，再配合人体自身的吞咽动作，这层"毯"便像输送带一样，将外界的微粒和黏液不断从鼻腔前部向后、向下，渐渐移送至鼻咽部（图62），然后再被咽下或咳出。

鼻腔黏液是微酸性的，其中又有溶菌酶的作用。所以，当黏液毯由鼻前部移至鼻咽部时（一般需4～10分

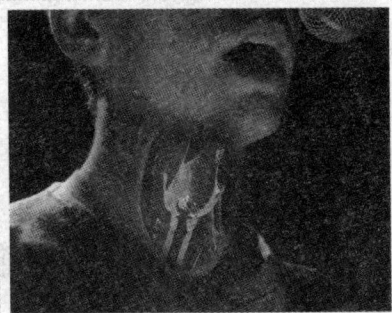

图62

钟），细菌已基本被消灭了。可以说，健全的鼻腔功能是保障呼吸道、消化道健康所不可缺少的。

当然，"自洁"装置并非万能。在大量灰尘、烟雾长期刺激下，这种功能也会削弱或丧失。

气管、支气管是呼吸道的第二道"关口"。

肺部（图63）的支气管，如同树枝一样，由气管→主支气管→分支气

管乃至肺泡，其气道内径逐渐由大变小，而支气管数目由少至多，就好像一棵大树，只不过是树干在上，树枝朝下而已。

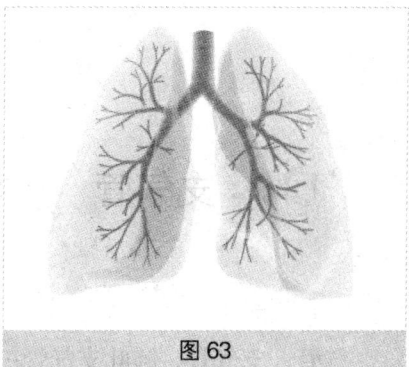

图 63

保持正常形态和功能的支气管，具有防御异物和病菌入侵的功能。通过咳嗽或支气管黏膜分泌免疫球蛋白，可使进入气道内的病原微生物被杀灭，或经咳嗽清除出去。

支气管黏膜表面，镶嵌着分泌黏液的杯状细胞和约有 200 根微细纤毛的纤毛上皮细胞。在健康状态下，杯状细胞分泌的黏液覆盖在纤毛上，可粘住空气中较小的颗粒尘埃。纤毛在那里不停地向上摆动着，每根纤毛每分钟约摆动 1500 次，医学上称为纤毛运动。它如春风吹动麦苗形成阵阵麦浪那样，连续向着一个方向推动，把进入下呼吸道的尘埃和分泌物，一步步推向咽部，最后被吞下或咳出。

外界的各种刺激，如吸入寒冷空气、吸烟、酗酒等，均可抑制纤毛运动，甚至破坏纤毛柱状上皮细胞，即破坏下呼吸道的防线。所以，应尽量避免上述因素的刺激。

肺泡巨噬细胞是呼吸道的第三道"关口"，它们是肺脏的"禁卫军"。

肺泡巨噬细胞（图 64）来自肺部的毛细血管，分散在大量肺泡内。当有害物质——微生物、尘粒等突破上述各个防线到达肺泡时，大量肺泡巨噬细胞能以惊人的速度将其吞入，并带着这些吞噬物向上，游到细支气管的黏膜层跟着黏液排出。但值得注意的是：缺氧、吸烟、服用免疫抑制类药物（如激素）等，均可降低肺泡巨噬细胞的吞噬和杀菌作用。因此，也要注意避免上述因素，以保持呼吸道的健康。

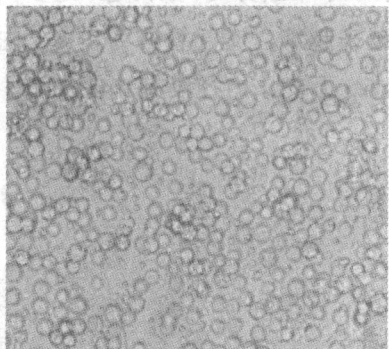

图 64

人体的秘密 ●

气管、支气管

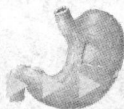

气管、支气管、肺叶支气管……一级比一级细，一级比一级多。

呼吸系统包括鼻腔、咽、喉、气管、各级支气管和肺。下呼吸道指喉以下的部分，包括气管、支气管、细支气管及末端的肺泡。

气管、支气管就像一棵倒长的大树。气管是大树的主干，左、右支气管是主干分出的两根主枝，再分下去是肺叶支气管、肺段支气管、亚肺段支气管，依次分下去，越分越细。最细的，也是最后的分支是终末细支气管，也叫呼吸性细支气管，它好比树叶的叶柄，连接一组肺泡，肺泡相当于树叶。

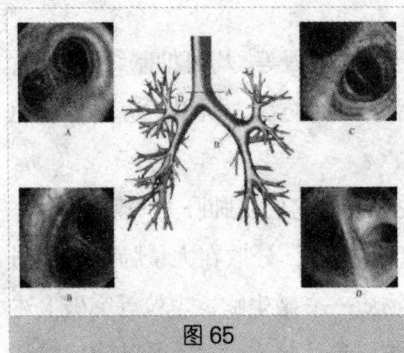

图 65

气管（图 65）是后壁略平的圆筒形管道，上通喉腔，向下在平对胸骨角处分为左、右支气管。支气管像一棵倒悬的树枝，有很多分支。一般是一分为二，或偶分为三的分支，到达肺的外围。成人约有 24 级分支。总之，在气管以下不断分支，数目越来越多，管径越来越细，支气管分为 2 支，内径为 14 毫米；至终末细支气管，分支达 6.5 万支，内径仅有 0.45 毫米。它们共同密切合作，完成呼吸代谢。

肺 泡

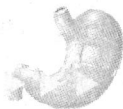

肺泡是人体与外界不断进行气体交换（吸入氧气，排出二氧化碳）的场所。

肺是松软、有弹性的呼吸器官，也是呼吸器官中最重要的脏器。它位于胸腔内，被纵隔分为左肺和右肺。肺的表面覆盖着胸膜，由叶间裂而分隔为肺叶。左肺分上、下两叶；右肺有上、中、下三叶。肺的主要组成为支气管系和血管系。

肺泡是肺的基本组成单位，也是人体与外界不断进行气体交换（吸入氧气，排出二氧化碳）的场所。全肺约有3亿～4亿个肺泡，总面积约80平方米。

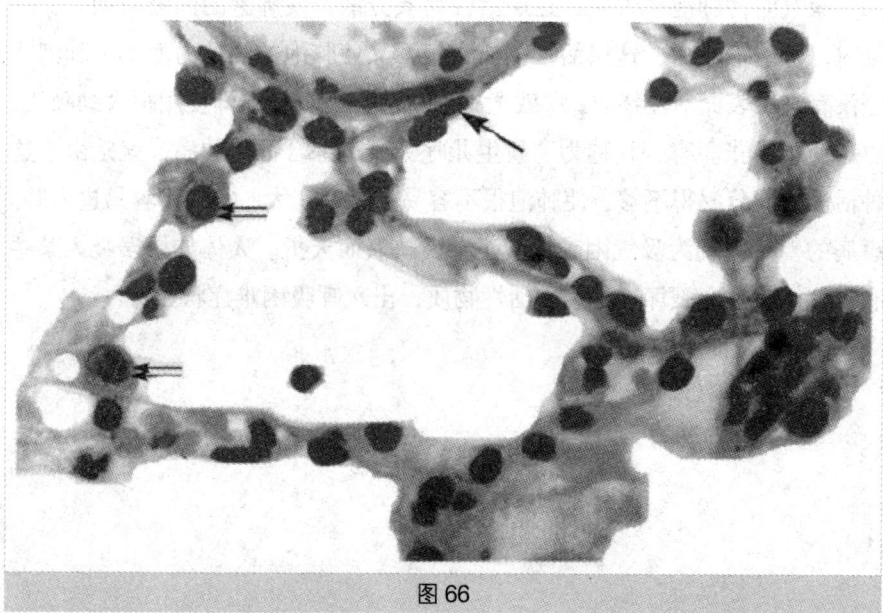

图66

肺泡（图66）像一个个气球，结构很奇妙。它们有很薄的壁，薄到只有普通玻璃纸的4%，使气体分子极易通过。它们常常互相串连沟通，看上去像一串串葡萄。肺泡周围，还有很多毛细血管，管壁也很薄，气体分子很容易通过。这种特殊结构，具备了气体交换的基本条件。

我们吸气时，空气中的氧气便静悄悄地透过肺泡壁和毛细血管壁进入血液，并由红细胞运送到全身各部分；与此同时，血液里的二氧化碳，也不动声色地透过血管壁和肺泡壁，进入肺泡，并随呼气排出体外。一吸一呼，便是呼吸。

为什么呼吸能吸入氧气、呼出二氧化碳呢？实际上，这是一种物理过程。

大凡气体都由高分压的地方向低分压的地方扩散。吸气时，肺泡里氧多，压力（叫氧分压）大；相反，流到肺部的血液氧已被组织细胞消耗，氧分压低。于是，氧便从分压高的肺泡，向分压低的血液扩散了。

二氧化碳流动的情况也是这样，不过方向正好相反。

肺泡内侧面有一层液体，使它能像肥皂泡那样自己回缩。三四亿个肺泡同时回缩，就会产生极大的回缩力，好在肺泡有一种细胞，能分泌一种表面活性物质，使水的表面张力减小，因而可减小肺泡的回缩力。

吸气时，肺泡扩大后，这层活性物质分散，使肺泡的回缩力加大，呼气时，肺泡缩小后，这层活性物质密集，又使肺泡的回缩力变小。肺泡要是没有这层表面活性物质，那就"大祸"临头了。这时，即使用很大劲吸气，也难使肺扩张。有一种称为"新生儿呼吸窘迫综合征"的病，就是由于这种活性物质分泌得不够，使肺泡很不容易扩张、变大，空气不容易进入肺。患病的婴儿表现为吸气困难，甚至会因缺氧而夭折。人体如果误吸入某些有毒气体，也会破坏这种表面活性物质，出现呼吸困难症状。

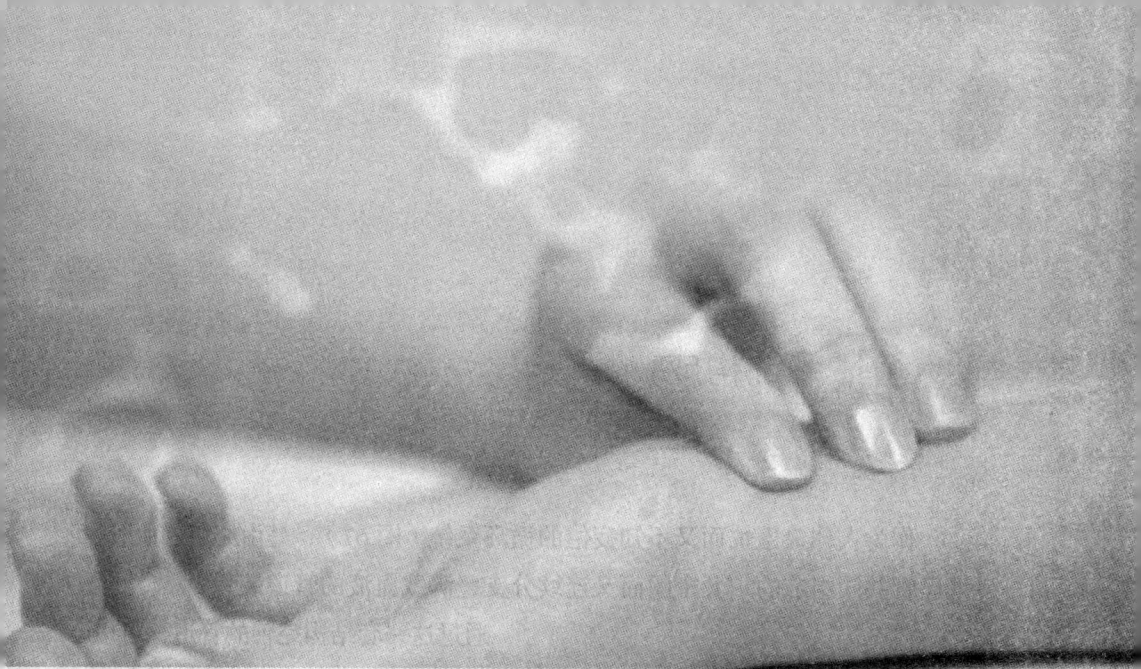

Part 6
循环系统

　　循环系统是生物体的细胞外液（包括血浆、淋巴和组织液）及其借以循环流动的管道组成的系统。人体循环系统分心脏和血管两大部分，叫心血管系统。循环系统是人体体内的运输系统，它将消化道吸收的营养物质和由肺吸进的氧输送到各组织器官并将各组织器官的代谢产物通过同样的途径输入血液，经肺、肾排出。它还输送热量到身体各部以保持体温，输送激素到靶器官以调节其功能。

循环系统构成

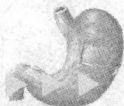

作为人体最繁忙而又不知疲倦的循环系统（图67），是由心脏、血管、淋巴管共同组成的一套密闭而又连续分支、满载血液的管道装置。

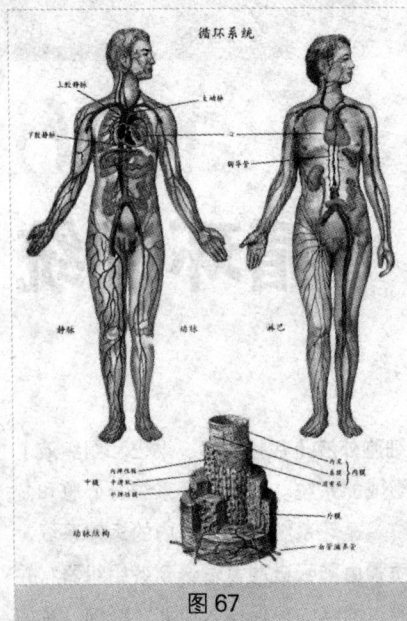

循环系统

图 67

通过这一套结构完善的管道，可以将血液时刻不停、有规律地输送到全身各个组织和器官，将生命活动所需要的氧气、各种营养物质、激素和酶等，送到全身的每一个角落；同时，也将身体各部分新陈代谢后产生的对人体有害废弃物，如二氧化碳、尿酸等运走，保证人体正常生理功能的运转。

循环系统在人体中扮演的"角色"形象是无怨无悔、忙忙碌碌、周而复始、循环不息。其中，心脏有规律的跳动，是压缩血液至全身各个部分最基本的动力；同时，还将心脏跳动时所产生的热量，通过血液均匀地带到全身，这是人体能保持恒温的主要原因。

血液"大家庭"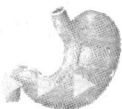

血液是生命之流。据测定，人体内正常的血液量约占体重的 1/13。男性每公斤体重约含血液 77 毫升，女性约含 65 毫升。一个体重为 60 公斤的男性，他的血液总量就约有 4620 毫升。

人体血液量这么多；它是由许多成员组成的，因而血液可以说是"一个大家庭"。现在让我们仔细调查一下血液这个大家庭中的成员。

从体内抽出 2 ~ 3 毫升的血，放到试管里，加少量防止血液凝固的物质，稍等片刻，试管里的血液（图 68）就分成上下两层。上层是血浆，下层是血细胞。血浆是淡黄色半透明液体，其中水分约占 91% ~ 92%；此外，还含少量很重要的物质，如 7% 左右的蛋白质，0.9% 左右的无机盐，0.1% 左右的葡萄糖等。血浆的主要功能是运载血细胞，运输养料和废物，使人体内细胞所生活的液体环境保持相对的稳定，以便细胞进行正常的生理活动。

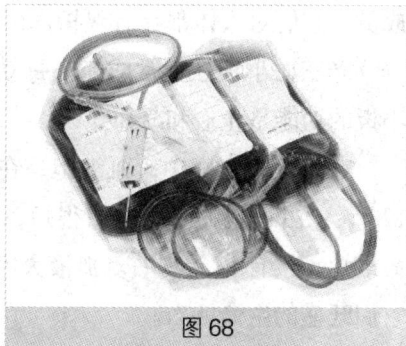

图 68

血细胞是血液中的有形成员，为了认识它们，我们可以取一滴血，用生理盐水（0.9% 氯化钠溶液）稀释，放在显微镜下观察，就可看到各种血细胞。血细胞可以分为红细胞、白细胞和血小板三兄弟。

老大红细胞在正常成年人每立方毫米的血液中，含有 400 ~ 500 万个。红细胞中含有血红蛋白，它是体内运载氧气的运输员。

老二白细胞（图 69）在正常成年人每立方毫米血液中含有 5000 ~ 10000 个。白细胞分成两类：一类是在白细胞的细胞质中含有特殊

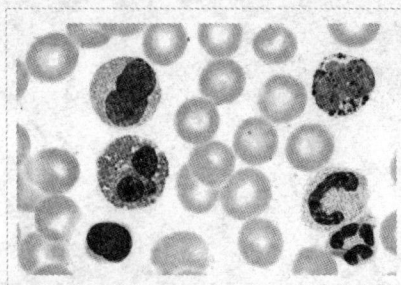

人体的秘密

图69

的颗粒，叫粒白细胞（粒细胞）。粒白细胞又可以按其颗粒染色性的不同分成嗜中性粒细胞、嗜酸性粒细胞和嗜碱性粒细胞三种。另一类是不含特殊颗粒的白细胞，这叫无粒白细胞。无粒白细胞又分为淋巴细胞和单核细胞两种。

在白细胞中，嗜中性粒细胞约占白细胞总数的50%～70%，它是人体防御系统中勇敢的禁卫军卫士。当病菌等侵入到人体内时，它就从毛细血管壁里游动出来，把病菌吞噬掉；而且，由于它的细胞质里含有"溶酶体"，"溶酶体"可以释放出一种酶，把所吞噬的病菌消化掉。在日常生活中，当人体某处发生炎症时，白细胞的总数（主要是嗜中性粒细胞）就会增加，这是人体防御反应的一种表现。

另外4种白细胞也是人体的"卫士"，是人体防御系统中不可缺少的成员，它们对人体都具有保护作用。

老三血小板在正常成年人每立方毫米的血液中含有10～30万个。血小板的功能是止血和凝血。

在血液大家庭中，血细胞是在红骨髓里生成的，红细胞的平均寿命是120天；白细胞的平均寿命很短，一般只生存几天到十几天；血小板的寿命最短，只有10天左右。血液大家庭的成员，通过不断地自我更新显示出它们旺盛的生命活力。

红色管道

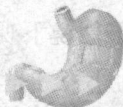

血液存在于身体内的大小管道中，这些管道便是大家熟悉的血管。人体的血管可分为三类，这就是动脉血管、静脉血管和毛细血管。

动脉（图 70）是从心脏发出的，把血液从心脏运送到全身的血管。动脉血管多数分布在身体较深的部位。动脉血管的管壁厚、弹性大，管内的血流速度快。

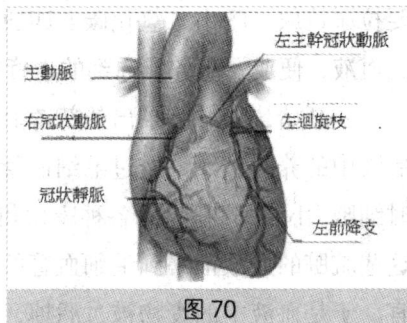

图 70

静脉是把血液从身体各部运回心脏的血管。静脉血管有的分布在身体较深的部位，有的分布在浅层部位，在体表即可看到，如手臂上的一条条"青筋"，也称皮下静脉。静脉血管的管壁薄，弹性小，管内的血流速度慢。

毛细血管（图 71）遍布在身体各器官组织里，沟通小动脉和小静脉。顾名思义，这种血管比毛发还细，血管内径只有 8 ~ 10 微米，仅能允许单个红细胞通过，它的管壁极薄，仅由一层上皮细胞组成，具有透性。这种血管数量极多，有人估计，成人全身的毛细血管总数约有 300 亿条左右。

就这样，血管从心脏发出，由粗到细，由长变短，渐渐变成肉眼看不清的毛细血管。然后这些分布在各器官组织内的毛细血管汇集起来，由短变长，由细到粗，最后返回心脏。由此组成遍布我们身体四面八方、密如蛛网的交通线。有人仔细估算过，如果把一个人全身的血管，包括大动脉、大静脉、小动脉、小静脉以及毛细血管统统加起来，足足长达 12 万公里。我们身体有了这条比环球空中航线还要长的物质运输线，只要不发生病变，任何器官组织都不用担心供应不上营养或吸不到氧气了。

那么我们的身体又是如何利用这条物质运输线的呢？前面已指出，每个人的身体大约有 60 万亿个细胞，每个细胞好像一个有生命的"小公民"，它们要吃要喝，要消耗氧气；同时还

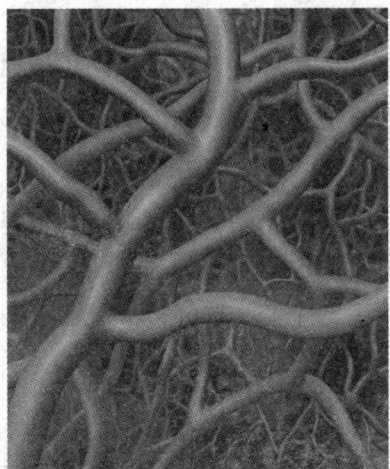

图 71

要拉屎拉尿，呼出二氧化碳。四通八达的血管运输网以及里面缓缓流动着的血液，便成了服务最周到的送货员和清洁工。

一开始，从心脏泵出的新鲜血液，经过动脉血管到毛细血管的一端，血液中的养料、氧气透过毛细血管壁，送给身体中的细胞"小公民"。同时细胞"小公民"排出的各种废物和二氧化碳，反方向渗入毛细血管血液中，这些肮脏的血液汇集到毛细血管的另一端，经过静脉血管，流向专门的器官。于是血液中的废物被过滤掉，二氧化碳交换成氧气，血液又重新变得干净新鲜。

血液就是这样，一刻不停地在红色管道中流动着。

不停搏动的心脏

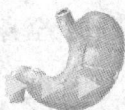

血液在血管中能够流动，主要得归功于心脏的不停搏动。心脏怎么会有如此了不起的功能呢？这得从心脏的结构说起。

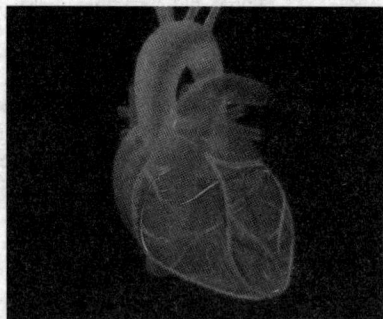

图72

心脏位（图72）于人体胸腔中部的偏左下方，夹在两肺之间。心脏形如桃子，大小如成人的拳头。

心脏的内部被隔成左右互不相通的两部分。左右两部分又被瓣膜分隔成上、下两个腔。这样，心脏就有四个腔：上面两个腔分别称为左心房、右心房；下面两个腔分别称为左心室、右心室。

心脏的四个腔都连接大血管。心房与静脉相连，心室与动脉相连。其中左心房连肺静脉，右心房连上、下腔静脉；左心室连主动脉，右心室连肺动脉。

心脏内部有瓣膜。在左心房和左心室之间有二尖瓣；右心房和右心室之间有三尖瓣。这些瓣膜都向心室方向开放以保证让血液按一定方向流动，即血液只能由心房流向心室，而不能倒流。在左心室和主动脉之间有主动脉瓣；右心室和肺动脉之间有肺动脉瓣，这些瓣膜都向动脉方向开放，保证血液由心室流向动脉，以阻止血流由动脉倒流入心室。

由于心脏具有这些腔室和瓣膜，加上自身能发出不停顿的节律性搏动，所以心脏像一个血液动力泵。当心室收缩时，二尖瓣、三尖瓣被血流推压而关闭，血液不能流向心房，而只能推动主动脉瓣和肺动脉瓣，将血液泵入动脉。当心室舒张时，动脉瓣被动关闭，阻挡动脉内血液倒流，这时房室瓣开放，心房血液流向心室。加上心房也在有节律地收缩和舒张，协助心室一起泵血，于是身体的血液在血管内不停地朝着一个方向流动起来。

要知道，正常人两个心室（图73）每次收缩射出的血量是相等的，所以各心室每次收缩射出的血量，称为每搏输出量，每分钟所射出的血量称为每分输出量。通常所说的心输出量是指每分输出量。心输出量是衡量心脏工作能力大小的标志。成人平静时，每搏输出量约为70毫升，如果心

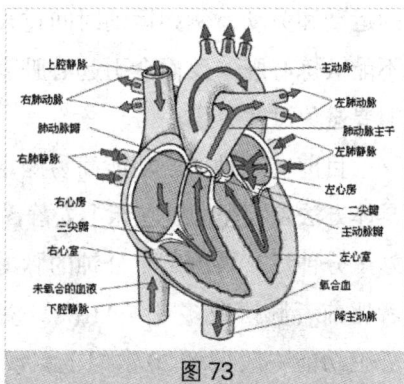

图73

脏每分钟跳动75次，心脏每分输出量即为5250毫升。有人估算，假定心脏每天跳动约10万次，射出的血液量就约有7000升，换句话说，心脏每天做的功有240万焦耳，这相当于将24千克的物体提高1万米。

正常人的心输出量在不同生理情况下有很大的变化。例如，进餐后心输出量可增加30%～40%，中速步行时可增加50%左右，情绪激动时可增加50%～100%。

当人以中等速度跑步（图74）时，心脏泵入肌肉的血液是足足增加10～20倍，心脏不得不驱使血液以每秒8米的速度循环流动，也就是说血液在1分钟内要流动480米，1小时要流动28.8公里，接近于汽车行驶

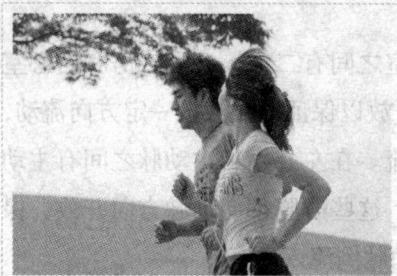
图 74

的速度。可想而知，这个时候心脏所承担的劳动强度有多大，难怪有人把心脏称为人体最勤劳最辛苦的器官之一。

心脏伴随每个人出世时就已开始跳动，几十年如一日地工作着。一旦停止工作，主人的生命便告结束。很有趣的是，从生物学的研究知道，哺乳动物的寿命大概相当于它的心脏跳动 10 亿次。人类的寿命却远远超过包括类人猿在内的其他哺乳动物，因为人平均寿命为 70 岁计算，每分钟心跳 75 次的话，人的心脏竟要跳动 26 亿次之多。如何让心脏跳动的总次数增多而使人延年益寿呢？最有效的办法就是锻炼和保护心脏。适当的体育锻炼和体力劳动能使心肌发达，增强心脏的功能，同时注意防止不合理的运动和劳动，例如运动时间过长，或从事力不胜任的体力劳动等，不仅不能锻炼心脏，反而会引起心脏衰弱，因此青少年学生喜爱运动是好的，但要避免过度劳累。

目前有一种"心功能简易测定法"，可以用来评价自己的心脏功能。具体方法是：先仰卧在床上安静 5 分钟，测出 1 分钟的脉搏数，然后起立，站 1 分钟后，再测定 1 分钟的脉搏数，将两次测得次数进行比较。如果后者比前者脉搏数多 6 ~ 11 次，说明心脏功能良好；多 12 ~ 19 次，说明心脏功能一般；多 20 次以上，说明心脏的功能较差。这些标准是大量统计调查得出的，可以大致评价心脏功能。当然，要准确地评定心脏的功能，则应使用专门的心功能测定器。

血液循环

血液循环（图75），就是指血液在心脏和全部血管所组成的管道中不停地往复流动。

血液循环的动力来自心脏的跳动。心脏有节律性地收缩和舒张，就推动着血液在心脏和血管中往复流动。

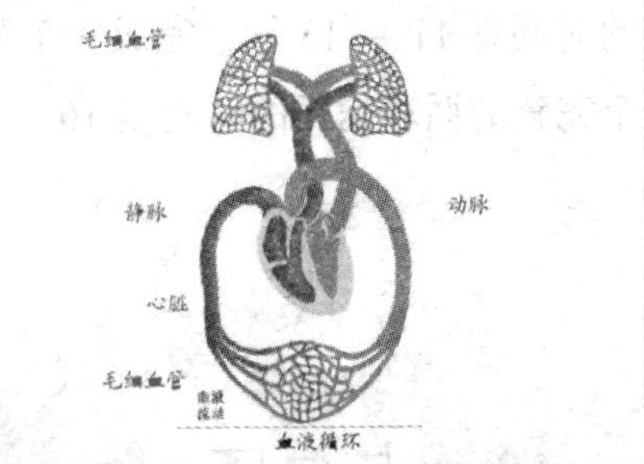

血液循环分为体循环和肺循环两部分。

体循环是从左心室开始的，即血液由左心室流入主动脉，再流经全身

图 75

的动脉、毛细血管网、静脉，最后汇集到上、下腔静脉，流回右心房，这条循环途径叫体循环。

在体循环中，主动脉血管中的血液含有丰富的氧气和养料，血液颜色鲜红，叫动脉血。在血液流经身体各部分组织细胞周围的毛细血管时，动脉血就把氧气和养料送给细胞，供细胞利用，这个"装卸码头"的地点就在毛细血管网（图76）。而细胞产生的二氧化碳等废物进入血液后，血液颜色变成暗红，叫静脉血。静脉血就由静脉血管汇集，最后流回右心房。

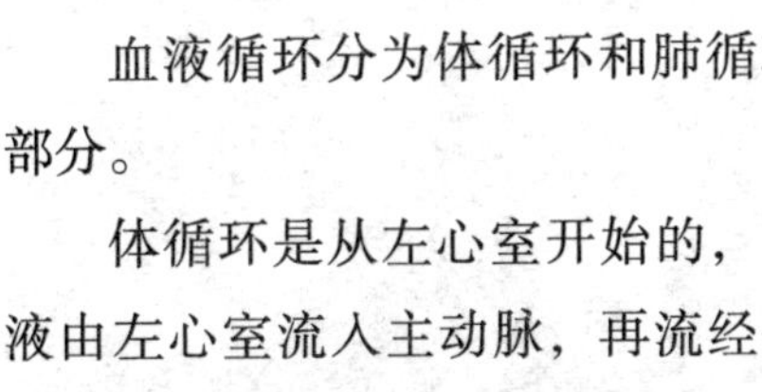

由此可见，从左心室射出的鲜红色的动脉血，经过体循环后，就变成了暗红色的静脉血，流回到右心房。

那么，静脉血又如何变成动脉血，再进人体循环呢？这就必须依靠肺

图 76

人体的秘密

循环。

肺循环是从右心室开始的，即血液由右心室进入肺动脉，流经整个肺泡周围的毛细血管网，再由肺静脉流回左心房，这条循环途径叫肺循环。

在肺循环中，肺动脉血管中的血液是静脉血，在血液流经肺部的毛细血管网时，就跟肺泡里的空气进行气体交换，血液中的二氧化碳进入肺泡（再呼出体外），肺泡里的氧气进入血液，暗红色的静脉血变为鲜红色的动脉血，从肺静脉流回左心房，然后再进入体循环。

由此可见，体循环和肺循环是在心脏处连通在一起的，并组成了人体的一条完整的循环途径。一般说，在安静的状态下，成人完成一个体循环的时间是 11 ~ 13 秒，完成一个肺循环的时间是 5 ~ 7 秒，即成人完成一个完整的循环途径的时间是 16 ~ 20 秒。

心率与血压

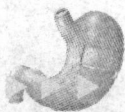

在常规体格检查中，总要检查心率与血压两项数值。这是因为心率和血压能反映心脏健康的状况。

心率是心脏在单位时间内心跳的次数，一般以一分钟计算，成年人的心率为 75 次 / 分，正常的变动范围在 60 ~ 100 次 / 分。如果心率低于 60 次 / 分的，叫做心动过缓（运动员除外），高于 100 次 / 分的，叫心动过速。

心率能在脉搏上反映出来，脉搏的次数就是心率的次数。所谓脉搏，就是指心脏收缩时，左心室将血射入主动脉，主动脉管壁先行扩张，然后回缩，这种一张一缩的搏动，像波浪一样沿动脉管壁向远处传播，这就是脉搏。测定脉搏次数的部位一般选在腕部的挠动脉处。

测定脉搏在中医上叫"切脉"。早在春秋战国时期，名医扁鹊已用"切脉"来诊断疾病。直到现在，切脉仍是我国中医学上一种重要的诊断方法。

血压是血液在血管内向前流动时对血管壁造成的侧压力。一般所说的血压是指体循环的动脉血压。

心脏收缩时，动脉血压所达到的最高数值，叫做收缩压。正常人的收缩压数值是 100 ~ 140 毫米汞柱。心脏舒张时，动脉血压下降到的最低数值，叫做舒张压。正常成年人的舒张压数值是 60 ~ 90 毫米汞柱。（1 毫米汞柱 $=1.33 \times 10^2$ 帕）

下表是中国人正常血压的数值。

如果收缩压超过 140 毫米汞柱，舒张压超过 90 毫米汞柱，一般称为高血压。高血压病多发生在中年及老年。高血压患者常有头痛、头晕症状；严重时会导致"脑溢血"，通常称为"中风"。

年龄（岁）	收缩压（毫米汞柱）		舒张压（毫米汞柱）	
	男	女	男	女
11~15	100	96	62	60
16~20	104	98	64	61
21~25	106	100	66	63
26~30	108	102	68	64
31~35	110	106	70	66
36~40	112	108	72	68
41~45	114	110	73	69
46~50	116	112	74	70
51~55	118	114	75	71
56~60	120	116	76	74
60 岁以上	120.9	117.6	82.0	80.4

如果收缩压低于 80 毫米汞柱，舒张压低于 40 毫米汞柱，一般称为低血压。低血压患者因脑部、组织、器官得不到充足的营养和氧气，常有头昏的症状，严重的从会发生昏迷。

要使心率和血压正常，从青少年起，就必须经常参加体育锻炼和体力劳动，使心肌发达，心脏收缩能力增强。

血型、输血与遗传

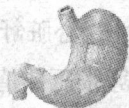

在 1900 年，奥地利医学家兰斯太纳发现在人类的红细胞（图 77）上，含有能引起血细胞互相凝集在一起的物质，他把这种物质称为凝集原（也称抗原）。

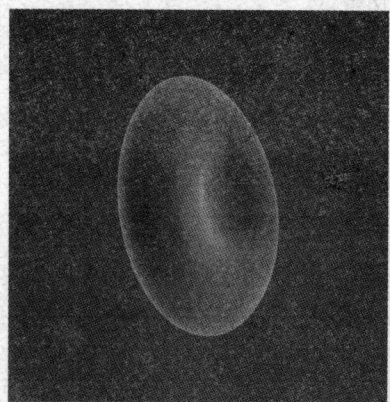

图 77

红细胞的凝集原有两种，一种称为凝集原 A，另一种称为凝集原 B。根据凝集原的情况，把人类的血型分为四型：凡红细胞只含 A 凝集原的，就称为 A 型；只含 B 凝集原的，称为 B 型；A、B 两种凝集原都有的，称为 AB 型；A、B 两种凝集原都不含有的，称为 O 型。

在人类的血清中，则含有与凝集原相对抗的凝集素（也称抗体）。凝集素也有两种，一种称为抗 A 凝集素，另一种称为抗 B 凝集素。在每个人的血清中，都不含有与他自身红细胞凝集原相对抗的凝集素。即：A 型人的血清中只有抗 B 凝集素；B 型人的血清中只含抗 A 凝集素；AB 型人的血清中两种凝集素都没有；O 型人的血清中两种凝集素都有。

相应的凝集原（图 78）和凝集素不能碰在一起，否则就会发生红细胞凝集，比如凝集原 A 与抗 A 凝集素或

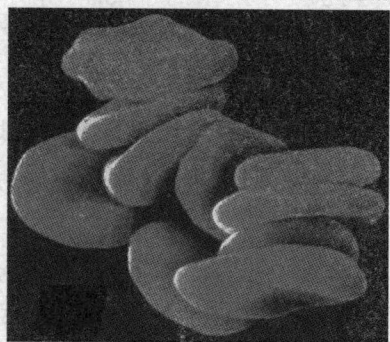

图 78

凝集原 B 与抗 B 凝集素碰在一起，红细胞就会发生凝集。红细胞凝集后，互相粘着，成团成块，把细小血管堵塞，有的发生破裂溶血。严重时会危及人的生命。

如果一个人因大量失血而影响健康，甚至危及生命，这时就必须进行抢救，输血就是一种重要的抢救措施。在输血前除了必须检验血型外，还必须进行配血试验。

检验血型的方法是：

取一玻片，在玻片两边分别滴上两种标准血清，取出被检者的一点血，分别滴在两种标准血清里。片刻后，如果在两种标准血清里都没有发生红细胞凝集现象，说明被检者的红细胞里不含凝集原，则为 O 型血；如果两边血清里都发生凝集现象，则为 AB 型血；依同样的道理，也能检出 A 型血和 B 型血。

配血试验的方法是：

把献血人的红细胞与受血人的血清互相混合，观察是否发生红细胞凝集现象，以此确定是否可以输血。

输血（图 79）应以输同型血为原则。在紧急情况下，AB 血型的人，因为血清中不含任何凝集素，因而能接受任何人的血。而 O 型血的人，因为红细胞上不含任何凝集原，因而可以输给任何人。但通常情况下应进行配血试验后才能输血。这是因为人类除 ABO 血型系统外，还有其他血型系统。这就是说，人类的红细胞上还可能含有其他较次要的凝集原，如不预先配血，这些次要的凝集原与相应的凝集素混合后，也会发生红细胞凝集现象，可能危及生命。

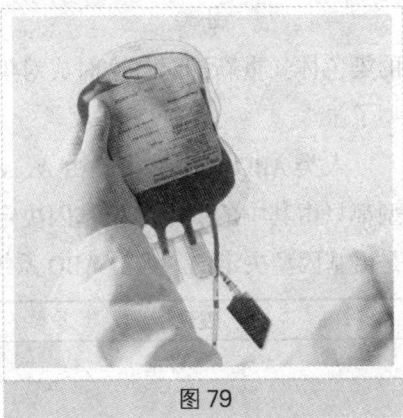

图 79

一个体重为 60 公斤的男性，身上的血液有 4680 毫升左右。如一次献出 200 ~ 400 毫升的血，对身体健康并无影响。因为失去的血浆中水分和无机盐，在 1 ~ 2 小时内可以由组织液渗入血管内得到补充。血浆蛋白质的浓度在一天左右也可以得到恢复。红细胞恢复较慢，但一般在一个月之内也可以恢复到正常水平。况且，人体的血液并非全部都在血管里流动、循环。真正参加循环的血液，也不过占血液总量的 70% ~ 80%；其余的血液都储存在一些内脏器官的血管内，不参加循环。

一次抽取 200 ~ 400 毫升血，只不过是动用储存血量的一部分，并不会影响身体健康。

子女的血型既可以和父母相同，又可以和父母不同。如在 ABO 血型系统中，父亲的血型是 AB 型，母亲的血型也是 AB 型，则子女的血型可能是 AB 型，也可能不是 AB 型。这是什么道理呢？

原来，血型和遗传有关，是由遗传因子决定的，这种因子是存在于两条染色体上的等位基因。这两条染色体，一条来自父亲的精子，另一条来自母亲的卵子。

通过受精作用，精子和卵子结合为受精卵（图 80），来自精子和卵子的染色体又重新配对，这时成对染色体上的等位基因就可以决定子女的血型了。

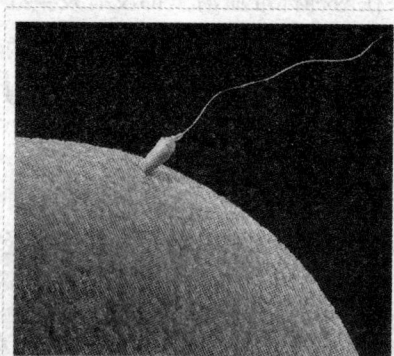

图 80

人类 ABO 血型系统是由 A、B、O 三个基因控制的，而每一个人的血型都只由其中的两个等位基因决定。血型是表现型，在遗传学上，表现型是由基因型决定的。人类 ABO 系统血型的表现型和基因型的关系如下表：

表现型	基因型
A	AA、AO
B	BB、BO
O	O
AB	AB

根据血型的遗传关系和遗传规律，在 ABO 血型系统中父母血型和子女的血型关系如下表：

父母血型	子女可能有的血型
O × O	O
O × A	A、O
O × B	B、O
O × AB	A、B
A × A	A、O
A × B	A、B、AB、O
A × AB	A、B、AB
B × B	B、O
B × AB	A、B、AB
AB × AB	A、B、AB

贫血与伤口止血

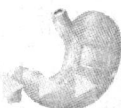

有人以为，贫血就是人体内的血太少了，其实这是一种很模糊的认识。医学上说的贫血，是指在血容量正常情况下，单位容积血液中的红细胞数目过少，或者红细胞中血红蛋白的含量过少。

如果男性每立方毫米血液中红细胞数目低于 400 万个，或者每 100 毫升血液中血红蛋白含量低于 14 克；女性每立方毫米血液中红细胞数目低于 350 万个，或者每 100 毫升血液中血红蛋白含量低于 12 克，就可以诊断为贫血。贫血病人的血红蛋白（图 81）在 8 克以上的称为轻度贫血，在 6 ~ 8 克之间的称为中度贫血，6 克以下的称为重度贫血。

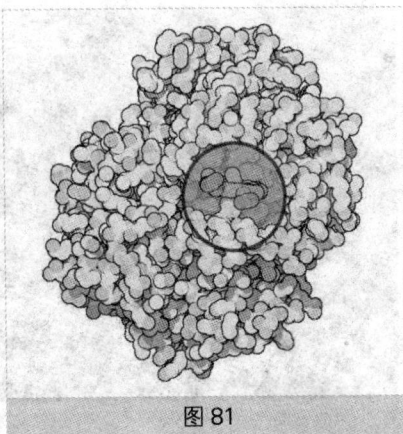

引起贫血的原因很多，有的是由

图 81

人体的秘密

于造血功能障碍引起的，如再生障碍性贫血的病人，红骨髓制造红细胞的功能降低而引起贫血；有的是由于造血原料不足引起的，如缺铁性贫血；此外，由于红细胞破坏过多，或者急性、慢性出血也会引起贫血。

在贫血病人中，由于血液运输氧的能力低，体内各器官得不到充足的氧，常常表现出精神不振、头昏、乏力、心慌、气喘，脸色苍白等现象。贫血严重的病人，还会出现心动过速等病状。

在贫血病人中，多数是属于缺铁性贫血。大多数的青少年贫血患者也是属缺铁性贫血。由于铁是制造红细胞中血红蛋白的重要原料，所以在饮食中如果经常缺铁，就会引起血红蛋白含量的不足，从而导致贫血的发生。要预防缺铁性贫血，重要的方法是要摄取足量的铁，要多吃含铁量丰富的食物，如猪肝、虾米、芹菜、豆类等食物。此外，还应该提倡用铁锅炒菜、烧饭。如果患了贫血，就应该及早治疗。

当你不小心划破皮肤时，血液会马上从伤口渗出。但过了一会儿，渗出的血液又会凝结成团，堵住伤口。

伤口自动止血的道理是什么呢？这是凝血的结果，而凝血是一种复杂的生理过程。

凝血需要十多种物质来参加，这些物质称为"凝血因子"（图82）。在这个过程中，要有血小板、钙质、凝血酶、纤维蛋白原等的参与。

血小板是血细胞的一种。当出现伤口流血时，血小板就大量集结到伤

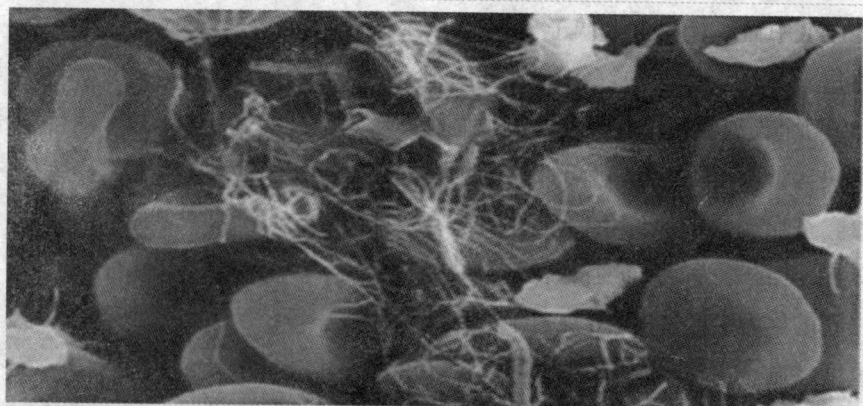

图82

口周围，在伤口附近粘着、积聚和凝集。同时，血小板本身破裂而释放出能使血管收缩的一些物质，如血清紧张素等，帮助堵塞伤口。

在凝血过程中，必须依靠血液中纤维蛋白的参与。纤维蛋白是由纤维蛋白原转变而来。在正常人的血液中，纤维蛋白的含量很少，当割破血管后，大量的血小板在伤口附近集结并破裂，血小板破裂后能释放出一些物质，这些物质能促使纤维蛋白原转变为纤维蛋白。纤维蛋白呈细丝状，这些细丝状的纤维纵横交错，并网罗血细胞，凝结成胶冻样的物质堵住伤口，这就是凝血块。

从伤口出血起，到出现凝血块止住出血，正常人一般需要 2 ~ 8 分钟。

健康人的血管光滑平整，因此不会发生自身凝血现象。但患有动脉硬化的病人，因动脉管内壁上有脂类物质的沉着，致使内壁粗糙不平，血液就容易在这里凝固而形成血栓，如冠状动脉硬化病人发生心肌梗塞致死，其原因就是因为冠状动脉被血栓堵塞，造成心脏自身供血困难而引起的。

淋巴管和淋巴器官

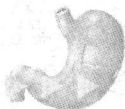

淋巴系统由淋巴管和淋巴器官组成。

淋巴管分布在身体各处。淋巴管（图83）的起始端叫毛细淋巴管，毛细淋巴管以盲端起始于组织间隙，并逐渐汇合成许多淋巴管。全身的淋巴管又逐渐汇合成若干条大的淋巴干，再由这些淋巴干汇合成两条淋巴导管：在身体左侧的叫胸导管，右侧的叫右淋巴导管。这两条导管分别通入

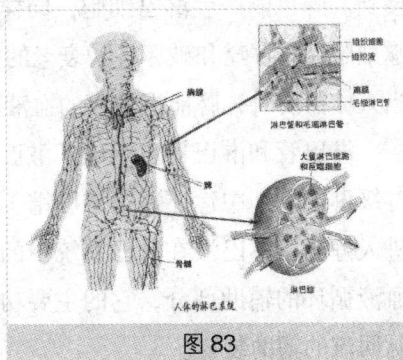

图83

人体的秘密 ●

左、右锁骨下静脉。

在淋巴管内流动的液体，叫淋巴。淋巴是由组织液进入毛细淋巴管后形成的。淋巴除蛋白质较少外，成分和血浆很相似。

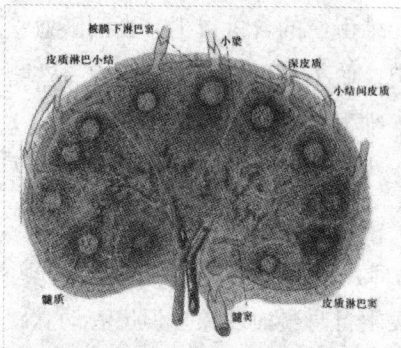

图84

淋巴器官包括淋巴结、扁桃体和脾等组成。

淋巴结在身体的颈部、腋窝、腹股沟等处集结成群，如颈深淋巴结、腋淋巴结、腹股沟淋巴结等。

淋巴结能（图84）产生淋巴细胞，淋巴细胞能吞噬侵入人体的病菌，对人体有保卫作用。当入侵病菌的数量或毒性大时，就会引起某些部位淋巴结的肿大、疼痛，甚至化脓、溃烂。身体某处淋巴结的肿大，往往是由于它所属的区域或器官出现了炎症或病变，如癌症。因此，检查淋巴结群是否肿大，对于诊断疾病有很大的意义。

扁桃体是比较大的淋巴器官，它位于人的咽喉部位，也能产生淋巴细胞，具有防御功能。有人把扁桃体比喻为镇守呼吸道、消化道的"卫士"，这是很有道理的。但是，扁桃体本身也会受到病菌的感染而发生炎症，这就是常说的扁桃体炎。要预防扁桃体炎的发生，必须经常锻炼身体，以增强体质，提高对疾病的抵抗能力；另外，还要注意预防感冒，消除发病因素。

脾是人体最大的淋巴器官，它位于人的腹腔左上部，前面被肋骨遮盖，所以正常人的脾脏在腹部是摸不到的，只有当脾脏肿大时，才能在左腹部摸到。脾也能产生淋巴细胞，同样具有防御功能。在脾内还含有大量的巨噬细胞，它吞噬和破坏各种衰老的血细胞。此外，脾还能贮存大量的血液，当人体需要时，脾能把贮存的血液释放出来，增加人体的循环血量。

淋巴管和淋巴器官组成了淋巴系统。淋巴液由毛细淋巴管开始，流经各级淋巴管（中途还通过淋巴结），最后汇集到胸导管和右淋巴导管，再进入静脉。淋巴液在淋巴系统中的运行，叫淋巴循环。由此可见，淋巴是血液循环的辅助部分，它的主要功能是运输全身的淋巴液进入静脉，是静脉回流的辅助装置。

把脉治病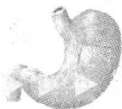

检查脉搏，可以反应机体的某些状态。

医生诊病时，常常给病人"把脉"（图85），根据脉搏的速率、节律、紧张度、强弱、大小和动脉壁的情况，了解病人的全身以及循环功能状态，从而取得有助于诊断的临床资料。

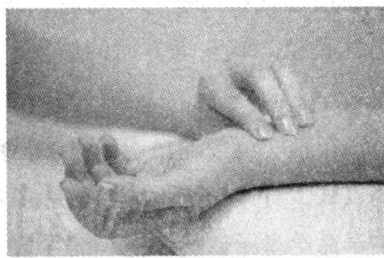

图85

为什么摸脉搏可以帮助医生诊病呢？首先，应该知道脉搏是怎样产生的。

心脏节律性的收缩和舒张，引起血管壁相应出现扩张和回缩的搏动，这就叫做脉搏。医生摸脉时，计数1分钟内脉搏的次数就叫脉率（即速率）；脉搏搏动的节奏叫节律。

摸脉时，医生借助手指所施压力的大小，可以了解脉搏的紧张度。有经验的医生，借此可大致推测其动脉血压（收缩压）的高低。

正常的脉率可因年龄、性别而不同。成人在安静状态下，男性脉率每分钟约60～100次；女性每分钟约70～90次；年龄越小，脉搏越快，儿童每分钟约90次；初生儿每分钟可达140次。

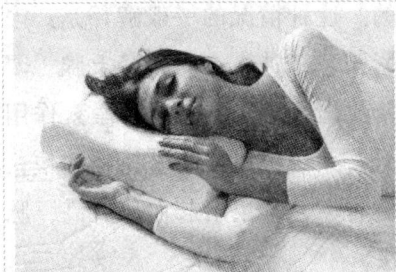

图86

除年龄和性别外，昼夜、饮食、活动、情绪对脉搏也有影响。脉搏在白天较快，夜间睡眠（图86）时较慢；吸烟、饮酒、喝浓茶或咖啡后，脉搏可过性增快；体育锻炼、体力劳动时

人体的秘密

亦然。

精神因素对脉搏的影响尤为显著。当精神兴奋、情绪紧张时，脉率可明显增快。古代阿拉伯的一位著名医生阿维森纳便据此诊治"相思病"。

他在自己的名著《医学原理》中论述说："爱情是一种类似于执拗的病，与忧郁相类似，确定爱情对象是治疗的方法之一。办法如下：在摸着患者脉搏的同时，反复地呼唤着许多名字，如果叫到某一名字时，脉搏的变化显著，而且变为间歇的，然后重复喊名字和核对脉搏，如此重复数次，你就知道患者情人的名字，然后把与情人有联系的房屋、行业、职业、居住地点、家系和城镇也同样加以呼唤，同时注意着脉搏。如在重复提到这些名称之时，脉搏有了变化，你就收集到了关于她的姓名、服装、职业等方面的信息，这种信息帮勘我们去确定某某情人的身份……"

年轻、英俊的皇子犯病了，精神萎靡，待人冷漠，日不思饭食，夜不能入眠，身体一天天消瘦。许多人都不知皇子犯了什么病。这时，阿维森纳奉命给皇子诊病。他一面给皇子切脉，一面当着皇帝的面，询问皇子的侍从：城堡里的街道、房子的名称和住在那里的人的名字。

当他问完了之后，阿维森纳慢慢地站起身来，满有把握地对皇帝说："皇帝，我已经知道皇子的病了。这位年轻人患的是相思病，他已经爱上了城堡里某街某栋房子某某人的女儿。治好他的药方，就是让皇子和这位姑娘相会。"

果然，皇子和这位姑娘相会后病就好了。

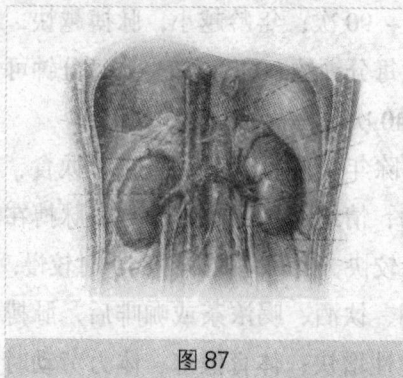

图87

的确，情绪对脉搏的影响是相当敏感的。这种情况的一般解释是：当情绪紧张、精神亢奋时，肾上腺（图87）释放出肾上腺素，这种激素作用于心血管系统，可使心脏搏动加快，收缩更有力，结果引起血压升高，脉搏加快。

生活中，我们也常常有这种体验。

当你参加一次考试或比赛之前，你内心深处的紧张，已通过脉搏的变化敏感地表现出来。

当然，除了上述所说的情况可以影响脉搏变快外，某些病理情况下，如发热、贫血、甲状腺功能亢进、心肌炎等，也可使脉搏加快。而某些心脏病，如病态窦房结综合征、心肌硬化、完全性房室传导阻滞、甲状腺功能减退等，脉搏则可减慢。

这里应提醒一句的是，并非脉搏每分钟少于 60 次就是不正常。某些运动员、体育爱好者，他们的心功能较好，脉率也可较慢，有的优秀运动员脉率每分钟少于 40 次，也是正常的。

心脏的内分泌功能

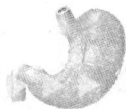

虽然不是内分泌器官，心脏却有内分泌功能。长期以来，人们认为心脏是血液循环系统的动力中心。近年来，国内外的科学研究对心脏有了惊人的新认识，发现心脏和垂体、甲状腺一样，同样具有重要的内分泌功能。

早在 1956 年，一位诺贝尔奖获得者就已发现，动物心房组织内的某些特殊颗粒，与身体内分泌腺体所产生的激素小粒相似。1979 年，科学家发现，禁水、禁盐的实验大鼠（图 88）中，心房肌细胞内这种颗粒的含量大大增加，因而推测这种颗粒与水盐代谢有关。

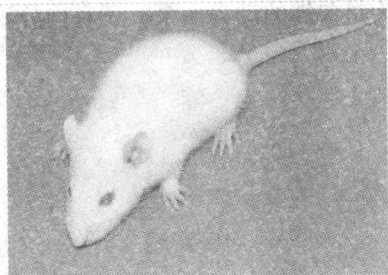

图 88

随后，学者们将大鼠心房提取物，通过静脉注射到其他大鼠体内，结果出现利尿、利钠和降血压作用。1983 ~ 1984 年间，加拿大科学家与美、日两国学者从大鼠的心房中，分离出一种"调节肽"，命名为心房利钠多肽，

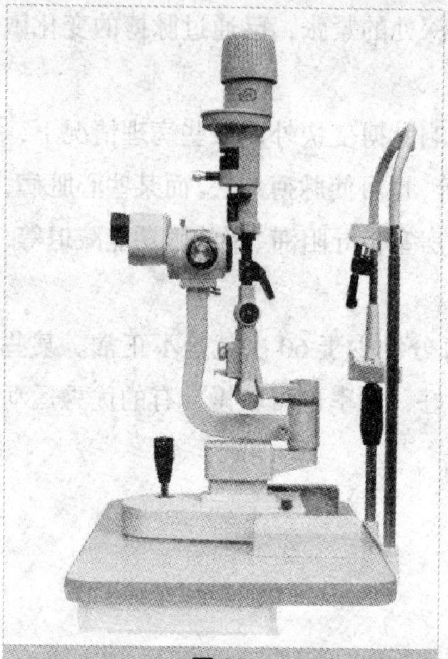

又称心钠素。这是一种有生物活性的多肽分子，具有强烈利钠、利尿效应，但作用时间短。

我国北京大学的研究者，在显微镜下（图89）也看到心房细胞中有大量密集的颗粒，其中含有心钠素。在多种哺乳动物中，也同样测出了心钠素，并发现越靠近心脏的动脉血中，心钠素的含量越高，提示心钠素是心脏释放的。他们运用实验刺激的方法，使心房肌细胞分泌心钠素入血，直接证明了心房的分泌作用。

图89

心钠素通过血液循环进入肾上腺、肾脏、血管平滑肌等部位，会产生多种生理效应。除了利钠、利尿作用外，还与某些高血压、水肿、心力衰竭等病症有关，这些疾病可能因心钠素分泌失调所致。

根据这一系列发现，科学家认为，心脏在循环系统不仅是一个血液循环通道，而且还起着内分泌器官和感受器的重要作用。心钠素和心脏内分泌功能的发现和验证，可以说是心脏功能研究的新里程碑，心脏已不再认为是单纯的动力血泵，还有内分泌功能。

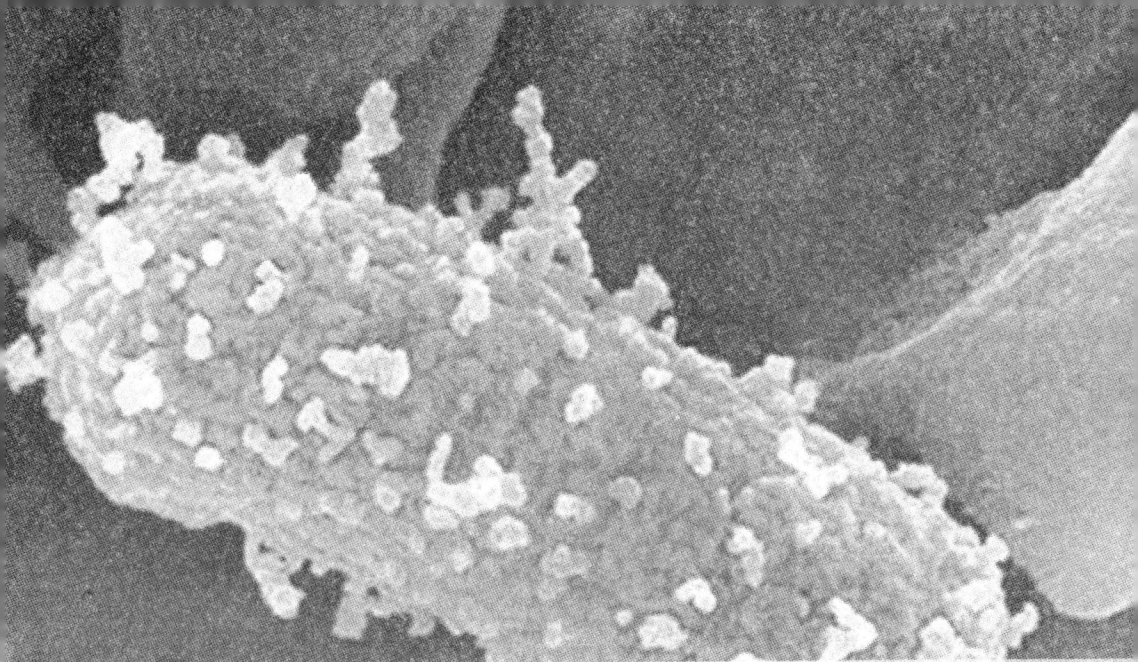

Part 7
泌尿系统

　　泌尿系统由肾、输尿管、膀胱及尿道组成。其主要功能为排泄。排泄是指机体代谢过程中所产生的各种不为机体所利用或者有害的物质向体外输送的生理过程。被排出的物质一部分是营养物质的代谢产物；另一部分是衰老的细胞破坏时所形成的产物。此外，排泄物中还包括一些随食物摄入的多余物质，如多余的水和无机盐类。

人体的秘密 ●

肾 脏

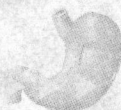

肾脏（图 90）就像人体内环境的"净化器"。

泌尿系统又称为排泄系统，由肾、输尿管、膀胱和尿道组成。肾是形成尿液的器官，输尿管、膀胱和尿道是排尿的通道，膀胱还有暂时贮存尿液的功能。

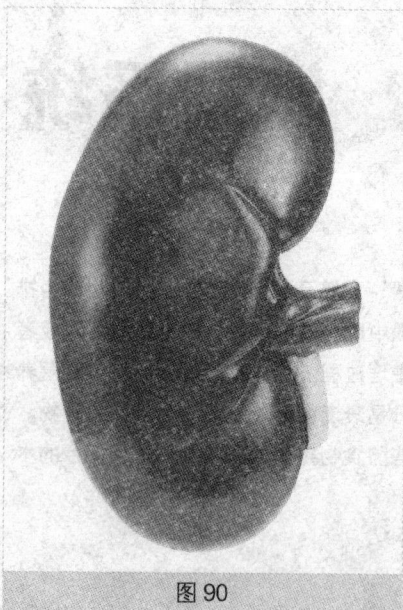

图 90

肾脏位处腰椎旁边，左、右各有一只，人们通常把它称为"腰子"。

肾脏和心脏、肺脏、肝脏一样，也是维持人体基本生命活动的重要器官。肾脏通过泌尿，可以维持体内水量的相对稳定，排泄蛋白质代谢的最终产物（如尿素、肌酸等），维持体内的正常酸碱度，维持体内钠、钾、钙等无机离子含量的相对稳定，排泄外源性物质（如药物或毒物）。

肾脏约为 150 克重，形状像腰果。每小时内，它就把全身的血液过滤两遍，清除其中具有潜在毒性的废料。

肾的内侧面（即向着脊柱的那边）大约中间处有一个凹陷，叫做肾门，是肾血管和输尿管进出的"门户"。人体的血液，每分钟大约有 1200 毫升通过这里，进入两侧肾脏。

成年人的肾脏表面光滑，但是胎儿时期的肾脏表面，则呈分叶状。

如果把肾脏在肾门处沿肾的冠状面切开，在断面上，就可以看到肾分为肾盂和肾实质。肾盂（图91）是肾门处的一个空腔，输尿管上端就开口在这里。肾盂周围有些白膜，像河汉一样伸入肾实质处，叫做肾盏。有两三个较粗大的，称为肾大盏，其余较小的称为肾小盏。几个到十几个肾小盏，汇合成一个肾大盏，肾大盏汇合形成肾盂。

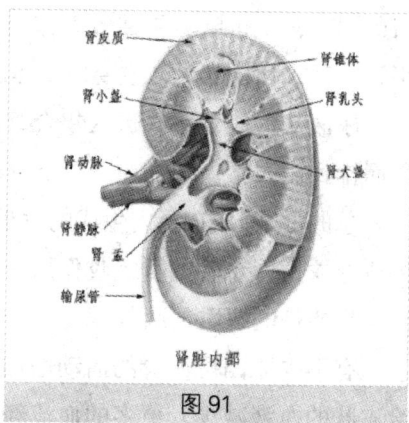

肾皮质
肾小盏
肾动脉
肾静脉
肾盂
输尿管
肾锥体
肾乳头
肾大盏

肾脏内部

图91

肾实质深层（即靠近肾盂、肾盏处）颜色较淡，称为髓质，髓质由 8 ~ 15 个肾锥体组成。顾名思义，锥体呈锥状，尖部成乳头状，伸入肾小盏内。锥体主要有肾小管、集合管和血管。锥体底部是肾实质的内外层分界。

肾实质外层又称皮质，呈暗红色。在显微镜下，可以看到它主要由肾小球组成，每个肾脏约有 100 万个肾小球。肾小球由血管球和肾小囊组成。血管球是一团盘曲的毛细血管，具有很大的过滤面积。

人体内的代谢产物，随血液进入肾脏后，其中 90% 流经肾小球过滤。而血液中的红细胞、分子较大的物质（如蛋白质），则不能通过过滤面，只有极微量的小分子白蛋白可经孔道漏出。

绝大部分代谢产物的分子较小，随水分滤出。经肾小球过滤出来的滤过液叫做原尿，每昼夜约 180 升，原尿的成分和血浆相似。

肾小球的过滤压，主要由血压来决定。当血压低于 35 ~ 40 毫米汞柱时，尿就不能生成。所以，尿量的多少，往往是临床上观察休克病人的病情、预后和治疗效果的一项重要指标。

原尿有 180 升之多，为什么我们平时每昼夜只有 1.5 升尿呢？

原来，原尿生成以后，就进入肾小管，其中 99% 的水分被肾小管重新吸收了。所以，只有 1.5 升尿液排出体外。

肾小管管壁细胞的主动生物作用，即排泌作用，当然也有部分属于被动的弥散作用，由高浓度向低浓度弥散，把原尿中的钠和重碳酸根吸收。

与此同时，水也随着被回收。作为交换，钾、氢、氨等离子进入尿中。肾小管内吸收和排泌量，主要由机体的代谢和酸碱平衡的需要来决定。

尿液从远段肾小管进入集合管，再经乳头流入肾小盏，最后汇集到肾盂而排到输尿管、膀胱。

总的说来，尿在肾内生成的过程，包括3个阶段：肾小球的滤过作用——生成原尿；肾小管的重吸收作用——尿浓缩；肾小管的排泌作用——尿成分（主要是电解质）调节。

有不少原因可使肾的活动增加。如在寒冷时，为保持身体的热量，供给皮肤的血液减少，更多的血流经内脏器官，流经肾脏的血液多了，故生产的尿也多了。人发怒时，血压升高，流经肾脏的血增多，所以也会尿多。

每天的尿量多少，还受垂体产生的抗利尿激素的控制。酒精虽不直接影响肾脏的功能，但它能抑制抗利尿激素的产生，因此，能间接使肾生产更多的尿。咖啡因也有相似的作用。而香烟中的尼古丁，却有相反的作用，它使抗利尿激素的分泌量增加。吸烟多了，尿量会明显减少。

输尿管

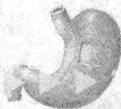

输尿管（图92）连接肾盂和膀胱，短短的10多厘米，却有3处狭窄。输尿管的一端连着肾盂，另一端连着膀胱，是尿液的必经之处。

输尿管有3处狭窄，这就是输尿管与，肾盂连接处、输尿管跨过髂总血管处和进入膀胱处。如果泌尿系有结石，往往卡在狭窄处。这时，结石上不去，下不去。一旦结石移动，就会引起血尿和绞痛，病人往往痛得死去活来。

人体的泌尿道虽不算长，却处处可以发生结石。根据所在部位不同，可分为肾结石、输尿管结石、膀胱结石、尿道结石。实际上其发源地大多在肾脏和膀胱。其外形五花八门，如桑葚状、鹿角状，也有的如雨花石状……

尿道结石阻塞了尿液排出的通道，就像河流那样，下游阻塞会引起上游泛滥。由于人体的输尿管和肾盂内的尿液去路受阻，尿液淤积而使其压力升高，从而引起肾盂积液，并发展为梗阻性肾病。此外，尿流不畅，又易使细菌侵入和繁殖，引起另一个并发病——肾盂肾炎。

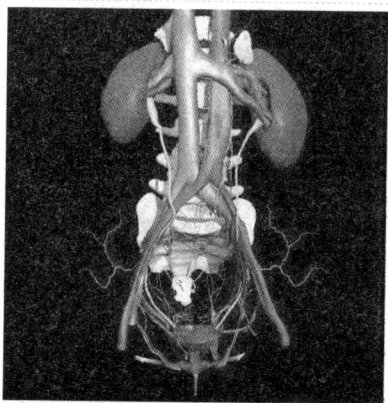

图 92

膀 胱

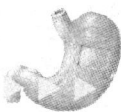

膀胱排尿也是一个复杂的过程。

膀胱（图93）活像个皮囊，是个空腔器官。它的作用是把从输尿管流进来的尿贮存起来，到一定量的时候，通过尿道排出体外。

膀胱在骨盆内，位于耻骨联合和腹膜之间，正常大约可以容纳200～300毫升尿液。

尿液经过肾盂、肾盏和输尿管时，都不停留。为什么能在膀胱停留呢？

关键在于膀胱与尿道之间有膀胱括约肌。这种括约肌平时处于收缩状态，把后尿道口关闭。所以，可使尿停留在膀胱里。膀胱括约肌又可以随意控制，在正常情况下，我们有尿意才会排尿。

人体的秘密

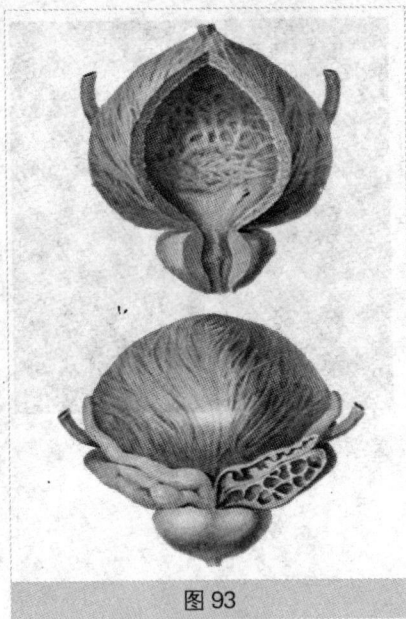

图 93

不要以为排尿就像倒空一袋水那样简单。其实，这是相当复杂的过程。

膀胱壁由内、外两层构成。内层是黏膜和黏膜下层；外层是一层复杂的肌肉，叫做逼尿肌。尿液进入膀胱内，使膀胱壁的肌纤维受到牵拉而形成冲动。这些冲动形成信号，通过感觉纤维传入脊髓的骶段。

脊髓是一个低级反射中枢。由感觉纤维传入的信号，在这里引起兴奋，然后经过运动神经纤维，把兴奋传回膀胱，引起逼尿肌反射性收缩，把尿排出。

这样，当膀胱只有少量尿液时不会排尿；膀胱的潴尿不断增加，传入脊髓的冲动也会不断增强。当膀胱充盈到 150 ~ 200 毫升时，高级神经中枢出现排尿感觉，这时可以在意识的控制下，解除对脊髓中枢的控制，而引起逼尿肌收缩。

当逼尿肌收缩时，位于膀胱底部的膀胱内括约肌，由于机械作用自然张开，此时产生尿意；同时，位置稍靠下的膀胱外括约肌的张力收缩状态，也会因反射作用而消失，尿意付诸行动，尿液开始排出。

膀胱外括约肌除了平时处于张力收缩状态外，也可以在意识控制下收缩，从而制止尿的流出。

然而，高级神经中枢对脊髓中枢的抑制，只能维持到一定的程度。如果膀胱充盈过满，感觉神经持续强烈地刺激中枢，使运动神经元必须反应，就会出现意识不能控制的排尿动作。这就是遗尿。

对于男性来说，尿流的冲力，在某种程度上是测定膀胱健康情况的标准。男性尿道的一部分在前列腺中，前列腺增生或患病，都会减少或完全阻断尿液的通过。不过，膀胱所遇到的最大麻烦是发炎。

在正常情况下，会阴部、肛门周围存在着很多细菌，这些细菌可进入尿道，上升到膀胱、输尿管和肾脏，引起尿路感染。特别是女性的尿道短而直，又与阴道、肛门相邻，更为细菌进入膀胱创造了有利条件。所以，女性患膀胱炎的机会比男性多，而男性尿道较长，是女性尿道长度的 6 ~ 7 倍，并且有几个弯道，细菌不太容易到达。

一般人很少发生膀胱炎，这除了尿道和阴道有着防止细菌入侵的机制外，膀胱本身也有 3 个独特的御菌"绝招"。

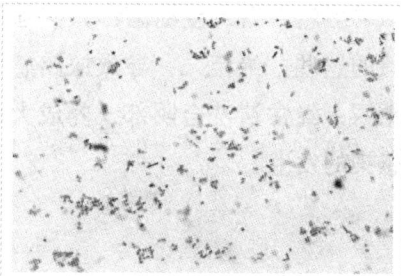

图 94

第一是膀胱黏膜"捉拿"细菌（图 94）的"绝招"。当细菌进入膀胱 30 分钟，膀胱黏膜首先将细菌"捉拿归案"，固定在特定的地方，然后再由白细胞进行吞噬。

第二是膀胱黏膜阻止细菌黏附的"绝招"。细菌膜上有许多多糖纤维和糖分子，细菌利用这些纤维和糖分子的分支与组织黏附，一旦黏附后即不易被清除，导致炎症发生。膀胱黏膜上分布有很多黏多糖，它是一种抗黏附因子，使细菌不能与膀胱上皮细胞黏附，从而随尿流排出体外。

第三是尿液的抗菌"绝招"。膀胱是贮存尿液的"水库"。正常人的

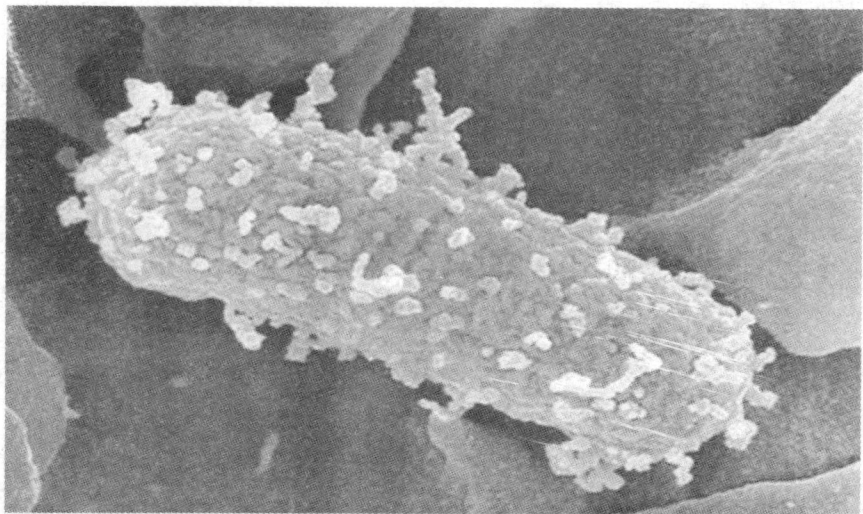

图 95

尿液可抑制或杀灭大肠杆菌（图95）和革兰阴性细菌。尿液内没有特异的杀菌物质，其抗菌能力取决于尿液本身的酸碱度、渗透压和尿素含量。另外，尿液有机械冲洗作用。有人将细菌注入膀胱内，在一次排尿后，即将99.9%的细菌清除。

当然，当入侵细菌毒力甚强或数量大时，仍然可以破解膀胱抵御细菌的这些"绝招"，导致尿路感染。所以，平时要注意个人卫生，不要憋尿，经常清洗会阴部，养成大便后用卫生纸向后揩的习惯，减少尿路感染的发生。

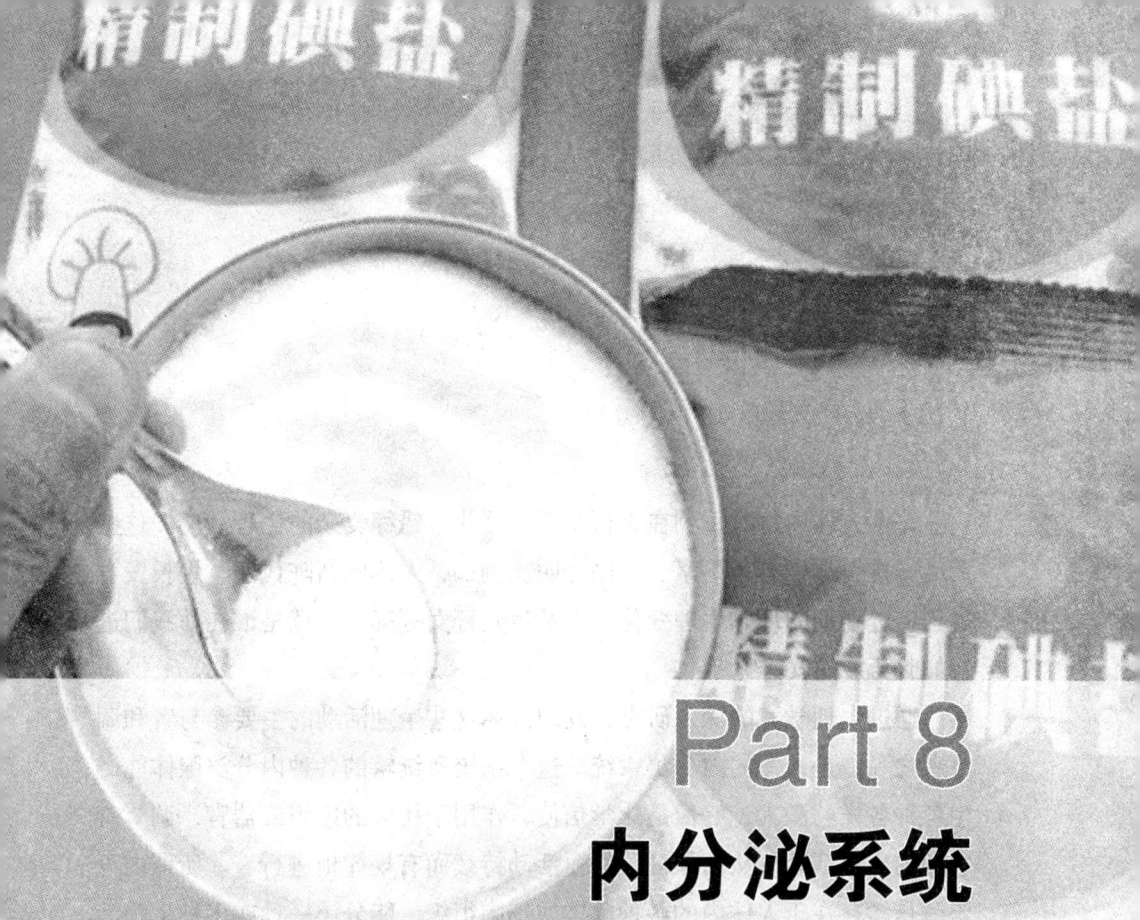

Part 8
内分泌系统

内分泌系统是机体的重要调节系统，它与神经系统相辅相成，共同调节机体的生长发育和各种代谢，维持内环境的稳定，并影响行为和控制生殖等。

微妙的化学信使

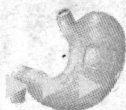

　　每个人体内每时每刻在进行着千变万化、错综复杂的生理活动。这些活动安排得那样有条不紊、次序分明。例如，人体的新陈代谢、生长发育过程、青春期的形态生理变化，以及生儿育女等等。究竟是谁在为我们进行如此巧妙的安排呢？

　　通过生理学家的深入研究，发现人体这些生理活动的主要参与者和调节者之一，是人体的内分泌系统。这个系统所统辖的各种内分泌腺体能产生各种各样的激素，好像是化学信使，作用于相应的组织或器官，调节着它们的生理活动，从而保证了生命活动持续而有规律地进行着。所谓内分泌就是指存在于人体内的各种腺体或细胞组织，能分泌一种或多种生物活性物质。这些物质分泌出来后，通过血液循环运行至全身，可在各自对应的器官或组织中发挥作用，从而协调人体复杂的代谢活动及其功能。

　　凡具有这种内分泌功能的腺体，即为内分泌腺。体内的各种内分泌腺，如脑垂体、甲状腺（图96）、肾上腺和性腺等一起构成了内分泌系统。所有内分泌腺有一个共同特点，就是它们没有专门的导管输送其所分泌的激素，而是从腺细胞分泌出来后直接进入血液循环，所以也有称内分泌腺为无管腺。此外，人体内还有一些组织细胞虽并不具有典型的内分泌腺结构，

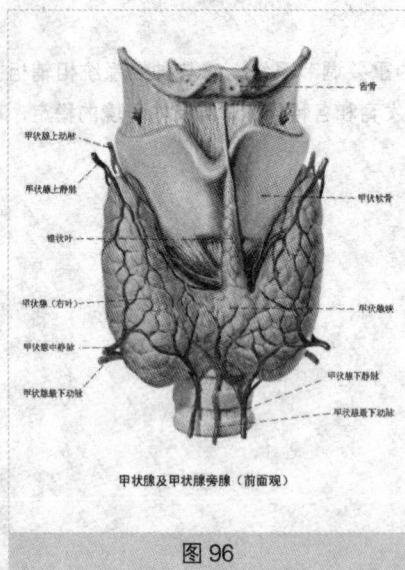

甲状腺及甲状腺旁腺（前面观）

图96

甲状腺上动脉
舌骨
甲状腺上静脉
甲状软骨
锥状叶
甲状腺
甲状腺（右叶）
甲状腺峡
甲状腺中静脉
甲状腺下静脉
甲状腺最下动脉
甲状腺最下静脉

但照样能分泌出具有生物活性物质，例如，消化道的粘膜细胞能分泌一些胃肠道激素，肾脏内能分泌肾素等。这些组织虽不属于内分泌腺，却具有分泌激素的功能。

这些内分泌激素既不是营养物质，又不能提供热量，那么它们是怎样发挥效应的呢？据研究，主要是通过调节它们所作用的器官或组织细胞的代谢活动而起作用的。内分泌激素的分泌量极少，一般在每100毫升血液中，仅含若干微克（即百万分之一克）或毫微克（十亿分之一克），就可对机体的代谢、生长与生殖产生巨大的影响。

人体循环血液中内分泌激素的含量很不稳定，年年月月，日日夜夜，甚至分分秒秒都在发生变化，有时还会有较明显的周期性变化，激素的这些变化往往是与人体各种组织器官的生理需要相适应的。如性激素，在儿童体内的含量是微乎其微的，但随着机体发育的加速，分泌量逐步增加，对人体的发育等生理现象产生很大的影响。

激素与靶器官

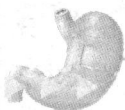

人体内的激素种类繁多，功能各异，它们之间有的是相辅相成，配合默契；有的作用截然相反，互相抵抗。但从其作用特点来看，它们相互间仍有不少相似之处。

激素要在人体内发挥作用，必须通过调节某些细胞、组织、器官才能实现。不同的激素调节不同的器官组织，但也可能是一种组织接受几种激素的调节，或一种激素可作用于多种器官。由于各种激素的作用都有一定的特异性，针对性很强，就像打靶一样，故常把专门接受某种激素作用的器官，叫做"靶器官"。例如，脑垂体分泌的促甲状腺素只作用于甲状腺，专门调节甲状腺素的分泌，故甲状腺就是促甲状腺素的靶器官。但不论哪一种激素，它只是对机体的生理过程起加速或减慢的作用，而不能使这些靶器官产生原来所没有的功能活动，如催乳素只能使已经发育成熟的乳腺分泌乳汁，而对其他组织则并无这种作用。

激素还有一个共同特点就是分泌具有节律性。它在一天 24 小时或一个月 30 天中并不是均衡、持续地分泌着的，如果把一天或一个月的分泌量绘成一条曲线的话，则是既有高峰，又有低谷。如调节人体骨骼生长的生长激素，在夜间睡眠时分泌多；女性卵巢性激素的分泌以 28 天左右的时间形成一个变化周期，从而产生了较有规律的排卵、月经周期等生理现象。

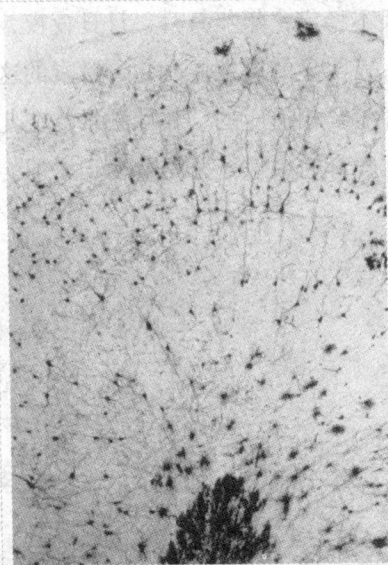

图 97

此外，内分泌激素的调节也较特殊，它不仅有两个指挥中心——大脑皮质（图 97）和下丘脑，而且存在着两种调节方式——神经调节及内分泌自身调节。就神经调节而言，神经中枢既能通过分布到各内分泌腺的神经纤维进行直接的神经调节；大脑皮质还可发指令给下一级的指挥中心下丘脑，来更完善地调节内分泌功能。这是由于下丘脑能分泌一些称为"释放激素"或"抑制激素"的物质，来调控体内最重要的内分泌腺——脑垂体。就内分泌自身调节而言，脑垂体堪称"内分泌腺之王"，它通过分泌的多种激素，来控制体内各种内分泌腺的功能活动。举例来说，脑垂体分泌的促甲状腺激素，能促进甲状腺分泌甲状腺激素，而过多的甲状腺素又会反过来抑制脑垂体促甲状腺激素的分泌。由此可见，体内各内分泌腺不仅接受着神经系统的统一指挥，它们彼此之间也互相联系，互相制约，存在着不可分割的调控网络，使各腺体的活动既有一定独立性，又彼此影响，环环相扣，从而使人体内环境得到稳定。

重要的内分泌腺举例

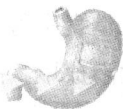

人体重要的内分泌腺有如下几个：

甲状腺　甲状腺是人体最大的内分泌腺，重约 30 克，位于颈前中下部约 1/3 处，喉和气管的两侧，分为左右两叶，中间有一狭窄的峡部相连。甲状腺分泌的激素称为甲状腺激素。甲状腺激素内含有丰富的碘（图98）。甲状腺激素的生理作用是促进人体的新陈代谢；促进生长发育，提高神经系统的兴奋性。

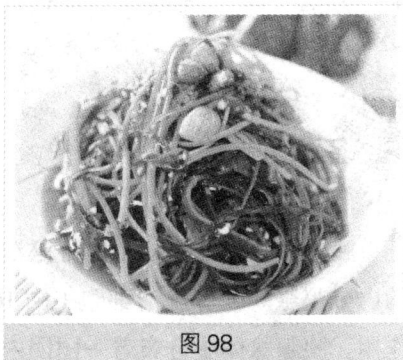

图 98

当甲状腺功能亢进时，分泌甲状腺激素过多，会使新陈代谢过于旺盛，体内氧化过程加速，氧耗量增加，基础代谢明显异常。因此病人食量很大，却逐渐消瘦和乏力。甲状腺激素过多又会使神经系统的兴奋性过高，病人常常表现为神经过敏，容易激动、发怒或恐惧、手指微抖，心跳加快、失眠、怕热、多汗。同时因过多的促甲状腺激素作用于甲状腺，造成甲状腺肿大（图99）。部分患者还可出现突眼及眨眼运动减少等特殊面容。

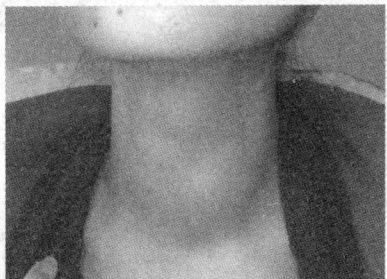

图 99

当甲状腺机能低下时，则分泌甲状腺激素过少，体内氧化过程减慢，病人则表现出代谢缓慢、体温降低、心跳较慢、全身浮肿、智力减退等症状。如果在婴幼儿时期甲状腺素分泌过少，就会出现呆小病（即克汀病），造成发育迟缓，身材矮小、出牙延迟、智力低下，行走时显鸭子步状态；两眼间距增宽、塌鼻梁、唇厚舌大外伸，伴以流涎，表情呆滞，同时还可造成生殖器官发育不全。

甲状腺素中的碘是从饮食中得来的，有些地区的土壤、水、食物和食盐中的含碘量不足，从而造成甲状腺素因碘原料不足而合成的数量减少。血中甲状腺激素浓度下降，使脑垂体分泌更多的促甲状腺激素，因此引起甲状腺增生、肿大，这就叫做地方性甲状腺肿，俗称"大脖子病"。青少

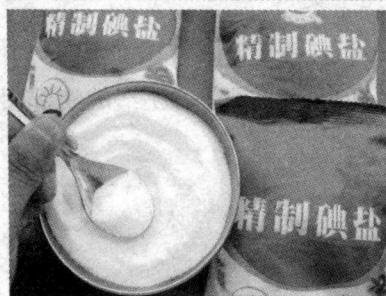

图 100

年处在生长发育时期，对碘的需要量比较大，如果这时缺碘会出现相对性缺碘而造成甲状腺弥漫性肿大。我国对水土中缺碘的地区，供应加碘食盐（图 100）（100公斤食盐中加碘化钾 0.5 ~ 1.0 克，每日进 10 克碘化食盐）和海带等含碘较多的食物，对控制和预防这种疾病有重要的作用。

胰岛：胰腺既是一个能分泌消化液的外分泌腺，又是一个能分泌激素的内分泌腺。胰腺腺泡细胞（图 101）主要分泌胰液，它对食物起着消化作用。胰腺腺体中分布着一团团内分泌细胞，看起来很像小岛，所以称之为胰岛。胰岛细胞有几种类型，其分泌的激素作用也不同。甲细胞分泌胰岛血糖素，它能促进肝糖元分解，使血糖升高；乙细胞分泌胰岛素，主要作用是使葡萄糖加速利用或转变为糖元或脂肪，从而降低血糖的浓度。因此，胰岛的功能主要是调节糖代谢。当胰岛受到破坏，胰岛素分泌显著减少时，则血糖升高，一部分血糖由肾脏排出而成为糖尿，因此就出现了糖尿病。糖尿病常有家族史，与遗传有关。糖尿病的典型症状是多饮、多尿、多食、人消瘦等。

脑垂体：脑垂体位于脑的底部，如豌豆大小，重约 0.5 克。脑垂体是内

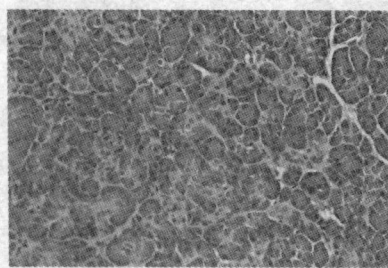

图 101

分泌腺的枢纽，它能分泌多种激素，从而调节人体的新陈代谢和生长、发育，并能调节其他内分泌腺的活动。例如，脑垂体分泌的促甲状腺素，能促进甲状腺吸收碘化物和分泌甲状腺激素来调节甲状腺的活动。还分泌其他一些激素，能调节肾上腺和性腺等内分泌腺的活动。如脑垂体分泌的促性腺激素分泌不足，便会引起性征消退，性器官萎缩；若脑垂体分泌的促性腺激素分泌过多时，则会发生性早熟。在女性，促性腺激素能刺激卵巢内卵泡成熟而排卵。在男性，促性腺激素能刺激睾丸生成精子和（图102）分泌男性激素（睾丸酮）。脑垂体还能产生作用于肾脏的激素，称为抗利尿激素，它能促进肾脏对水的重吸收，起着调节水代谢的作用。当人体缺乏

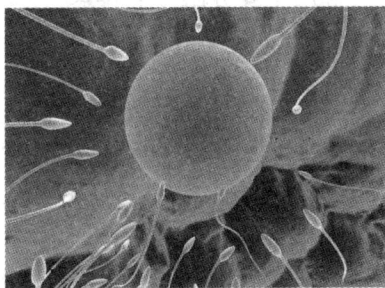
图 102

这种激素时，就会发生多尿，医学上称之为"尿崩症"。

此外，垂体还能分泌生长激素，调节人体的生长和发育。若幼年时期生长素分泌不足，则身体不能长高也不发育，到了成年以后这些人的身高也不超过130厘米，有的身高甚至只有70厘米，医学上称为"垂体性侏儒症"。若幼年时期生长素分泌过多，则使人过分生长，到了成年以后，有的身高竟达2.6米以上，医学上称之为"巨人症"。"巨人症"平均寿命仅20余岁，主要死于肺炎等。如果成人生长素分泌过多，则易患"肢端肥大症"。患者不仅手足肥大而且面貌粗陋、额部多皱褶。

甲状旁腺：甲状旁腺是呈绿豆大小的4颗腺体，分别位于甲状腺后两侧上下，甲状旁腺分泌的激素称为甲状旁腺激素，这种激素的主要生理作用是调节体内钙与磷的代谢。当甲状旁腺激素分泌过低时，血钙降低、血磷升高，可发生四肢和口唇麻木刺痛，严重的可发生手足抽搐。当甲状旁腺激素分泌多时，血钙升高，血磷降低，骨骼中的钙质被分离出来，则易产生骨质疏松性畸形，病人往往感到骨骼酸痛、乏力。同时，由于尿中钙的排泄增加而产生尿路结石。

肾上腺：肾上腺位于肾脏上端，左右各一，外形呈三角形。肾上腺腺

体由皮质和髓质两部分组成。外周部分是皮质，内部称为髓质，两者分别具有不同的生理功能。皮质部能分泌多种激素，若这些激素分泌异常则导致疾病。如当肾上腺分泌过量的糖皮质激素，会使人体代谢明显紊乱，病人出现脸如满月，颈、胸、腹、背脂肪明显增厚而四肢相对瘦小，俗称"满月脸、水牛背"。

髓质主要分泌肾上腺素和去甲肾上腺素，但以肾上腺素为主，它不仅能使心跳加快，心跳加强，而且能使支气管扩张，瞳孔放大等。去甲肾上腺素则能使血管收缩，血压上升。因此，肾上腺素和去甲肾上腺素是目前医学上抢救心脏骤停的急救药。

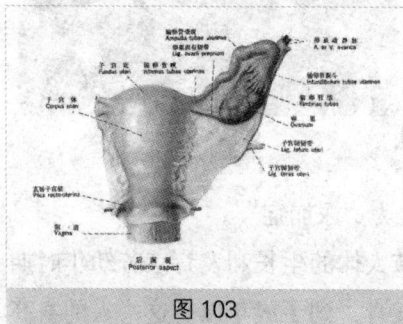

图 103

性腺：指男性的睾丸和女性的卵巢（图 103）。睾丸分泌睾丸酮激素，它能刺激男性性器官生长和发育，并维持其处于成熟状态和保持男子特征。还能促进精子的生成。卵巢分泌雌激素和孕激素。雌激素主要作用是促进女性性器官发育并维持女性特征。

胸腺：胸腺紧贴气管的前面，位于胸骨柄的后方。胸腺在儿童时期极其活跃，并在青春期达到最大体积，但以后逐渐萎缩。胸腺与机体的免疫功能关系极其密切，胸腺产生胸腺素，它能刺激机体产生具有免疫功能的淋巴细胞。

Part 9
生殖系统

　　生殖系统是生物体内的和生殖密切相关的器官成分的总称。生殖系统的功能是产生生殖细胞，繁殖新个体，分泌性激素和维持副性征。生殖系统是生物体产生生殖细胞用来繁殖后代的器官。生殖系统，准确地说，是指在复杂生物体上任何与有性繁殖及组成生殖系统有关的组织。

妊娠和分娩

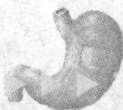

人体排卵后，卵细胞在接下来的几天里会受精。如果受精成功，令人惊异的人类发育过程就开始了。

一个受精卵，其大小可能比这句话末尾的句号还要小。但在受精后，受精卵经过了许多变化，最终发育成为一个新生儿。首先，受精卵发育成胚胎（图104），然后发育成胎儿，经过九个月妊娠期，婴儿出生。

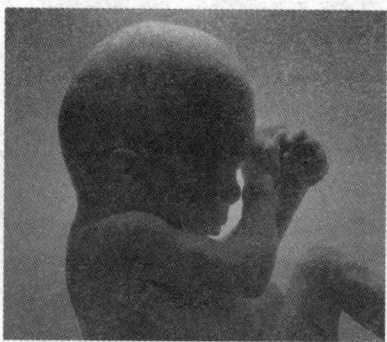

图104

受精卵

卵细胞和精子结合后，受精卵顺着输卵管往下移动，进入子宫。这段历程需要花4天时间，接着受精卵开始分裂，原来的一个细胞分裂成两个细胞，然后两个细胞又分裂成4个细胞，细胞不断地分裂，最后形成上百个细胞组成的中空小球。小球附着在子宫黏膜上，在接下来的八个星期左右，我们把正在发育中的"人"叫做胚胎。

胚胎的发育

一旦胚胎附着在子宫内部，许多变化随即发生。中空的细胞球开始向内生长，新的隔膜形成。一层隔膜裹住胚胎并发育成一个充满液体的羊膜囊。羊膜囊里的羊水能保护胎儿的发育，使它免受震动。

另一层隔膜形成胎盘，胎盘连接着发育中的胚胎和母体。在胎盘中，胚胎的血管紧挨着母亲的血管，两部分的血液不会混合，但是许多物质却可以互相交换。胚胎从母体获得营养物质、氧气和其他物质，并排出二氧化碳和其他废弃物。

渐渐地，胚胎在胎盘里移动了一小段距离。脐带（图105）像绳子的结构一样，在胚胎和胎盘之间形成，它连接着胚胎和母亲的血管，但两者的呼吸系统间仍然有一层薄薄的屏障。

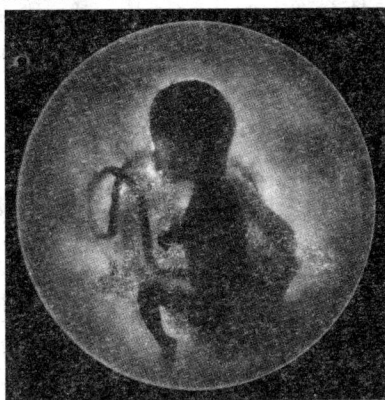

图105

胚胎和母亲的血液相隔的屏障，能避免将母亲身上的一些疾病传染给胚胎。然而香烟、酒精和其他药物等某些化学物质仍然能穿过这道屏障进入胚胎，因此怀孕的妇女不能吸烟、喝酒，在没有医生的允许下不能擅自服药。

胎儿的发育

从胚胎发育的第九个星期到出生的这段时间，胚胎被称为胎儿。尽管胎儿刚开始时只有核桃壳（图106）那么丁点儿大，但在外表上却已初具人形了，许多内脏器官已经发育。头的大小几乎占了身体的一半。胎儿的大脑发育得很快，已经出现黑眼珠、手指和脚趾，第三个月末胎儿大约已有9厘米长，26克重。

从第四个月至第六个月，胎儿的一些组织继续发育，在外形上已经非常接近人，骨骼开始硬化，用听诊器能听到胎儿的心搏，全身覆以软毛，胳膊和腿发育得更完整。胎儿开始动来动去，证明肌肉正在生长。在第六个月末，胎儿大约有20厘米长，体重接近700克。

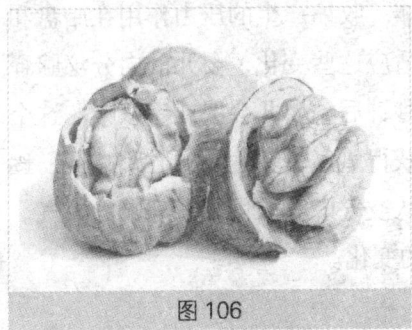

图106

最后的三个月为婴儿离开母体后的生活做准备。大脑表层开始出现沟回和突起。肺发育得更完善，能进行

人
体
的
秘
密

气体交换。眼皮能打开，睫毛和眉毛都长了出来。身体的长度是第六个月时的两倍，体重也达到 3 公斤以上。

分娩

受精卵经过九个月在子宫里的生长和发育，婴儿就要准备出生了。整个分娩过程共分三个阶段——临产阵缩、生产和胞衣。

临产阵缩　第一个阶段称为临产阵缩，子宫的肌肉开始剧烈地收缩，收缩使子宫口完全开大，能使婴儿的头部落入盆腔中。随着阵痛的加强，收缩变得更加剧烈和频繁。阵痛一般会持续 2 ~ 20 个小时。

生产　第二个阶段叫做生产。在生产过程中，婴儿通过阴道被完全推出子宫。通常是头先出来，这时婴儿仍然通过脐带与胎盘相连。生产的时间通常比阵痛的时间短，只要几分钟到几小时。

生产后不久，脐带被医生钳住，然后在距婴儿腹部 5 厘米的地方剪掉。剪掉脐带不会引起婴儿的任何疼痛。7 ~ 10 天之内，脐带的剩余部分慢慢变干和收缩，留下一个伤疤叫做肚脐（图 107）。

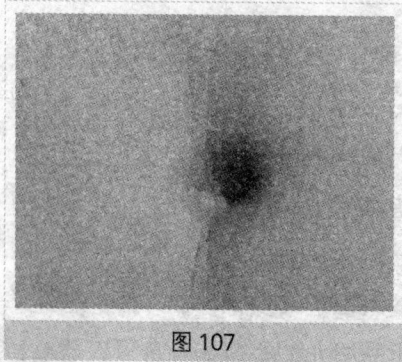

图 107

胞衣　生产后大约 15 分钟，生产的第三个阶段开始了，子宫肌肉的收缩将胎盘和其他囊膜通过阴道推出子宫。这个阶段叫做胞衣，通常在 1 个小时内完成。

分娩过程对于母亲和婴儿来说都是很紧张的。婴儿被推出子宫，离开母体。收缩产生的压力作用在胎盘和脐带上，切断了婴儿的氧气供应。为了适应这些变化，婴儿的内分泌腺释放出肾上腺素。心跳加快，在分娩的几秒钟后，婴儿会哭或者咳嗽。这个行为能帮助除去婴儿肺部的液体，同时获得氧气，新生儿的心跳减缓，逐渐恢复到正常状态。血液流过肺部，并从空气中获取供婴儿呼吸的氧气。因此新生儿啼哭有助于其适应周围环境的变化。

多胞胎

一次怀孕能分娩出两个以上的婴儿叫做多胞胎。在中国，大约90个新生儿里出现一例双胞胎，7000个新生儿里出现一例三胞胎。

双胞胎（图108）有两种类型：同卵双生和异卵双生。同卵双生由一个受精卵发育而成：在早期发育中，胚胎发育成两个相同的胚胎，这两个胚胎具有相同的遗传特性和性别。异卵双生是由于卵巢里同时释放出两个卵细胞，并且和两个不同的精子结合形成两个受精卵发育而成的。异卵双生可能并不相像，而且也有可能具有不同的性别。

三胞胎或多胞胎都是因为三个或更多个的卵细胞被不同的精子受精，也有可能是由于一个胚胎分裂成两三个相同的胚胎所造成的。

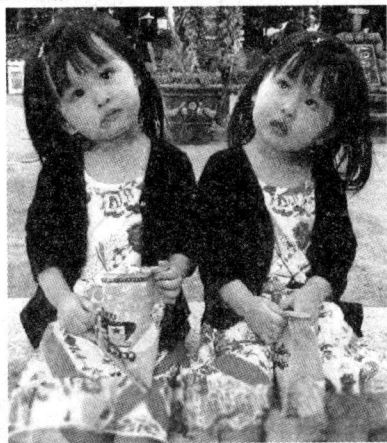

图108

婴幼儿期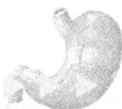

婴儿期

一个新生婴儿能做些什么？你可能会说"什么也做不了！"新生儿只能做一些简单的事，例如哭（图109）、吮吸和眨眼睛，但在幼儿时期——生命开始的前两年——婴儿经历了许许多多的变化，同时也学会了做很多的事情。

人体的秘密

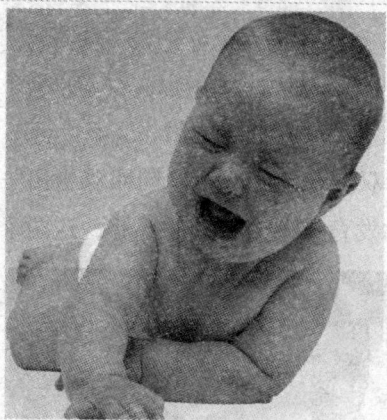
图 109

生理变化婴儿的外形和大小在幼年时期变化最显著。当孩子出生时，头的长度几乎占了身体长度的1/4。婴儿发育时，他的头生长得十分缓慢，而身体、腿和胳膊开始迅速生长。神经和肌肉系统变得更加协调，接着便开始掌握新的生理技能。

幼儿生理技能的发育年龄是因人而异的。刚出生的婴儿不能抬起头，但是3个月以后能抬起头，并且可以够到东西。在接下来的2个月，婴儿能抓东西，大约7个月左右，大多数的婴儿能爬行了，在10～16个月之间，绝大多数的婴儿开始学会自己走路。

其他变化婴儿怎样表达自己的想法呢？你可能认为婴儿大都通过哭来表达自己的情感。但是年幼的婴儿可以通过微笑或大笑来流露出他的喜悦，他们能摇头或吐出不喜欢吃的食物，他们也能发出依依呀呀的声音。有时，许多1～3岁的孩子已能说话，经过幼儿期，孩子自己能做一些事情，例如懂得一些简单的指令，自己吃饭和玩玩具。然而婴儿毕竟太小，还不知道哪些事物会伤害他们，所以必须日夜照看他们。

幼儿期

2岁左右的孩子已结束婴儿期，进入幼儿期，幼儿期将持续到13岁左右，孩子渐渐变得活跃和独立，同时也会经历许多生理和心理上的变化。

生理变化在整个幼儿期，孩子会继续不断地成长。当骨骼和肌肉不断地发育，他们会长高变重。当他们进行一些像走路、拿筷子、用铅笔写字和做游戏等技能时，身体动作变得更加协调。在

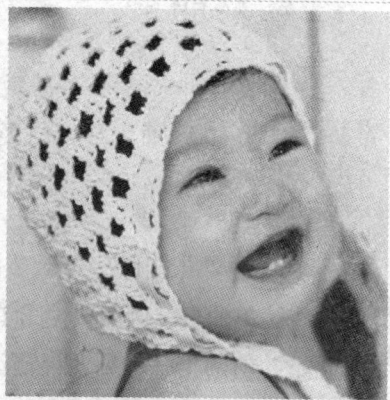
图 110

这几年内，婴儿的乳牙（图110）可能会脱落，被恒牙所代替。在幼儿时期的末期，骨骼尤其是大腿，开始快速生长，食欲增强是身体需要更多营养物质用于下一阶段生长和发育的一个信号。

其他变化　当孩子们发育时，他们表现出成长的好奇心和日益增长的心理能力。好奇心能帮助他们了解周围环境。在家人和老师的帮助下，孩子们学会了分析和解决问题。在这个时期，语言表达的技巧也迅速提高。举个例子，大多数四岁的孩子能清楚地表达自己的想法并且能与他人进行对话。

渐渐地，孩子们学会了交朋友、关心别人和做事有责任心等。在3～6岁期间，他们学会和其他人一起玩耍。当孩子们考虑给别人更多关心时，友谊就变得相当重要。10岁左右，孩子们产生与其他同龄人和睦相处的强烈愿望。其实，孩子们独立自主的思想越是成熟，对家庭和社会的责任心就越强。

青春期

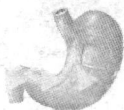

如果你将自己现在的照片与三年前的做比较，你会注意到哪些变化？大约12岁开始，你渐渐地从一个儿童转变为一个成人。尽管在幼儿期和孩童期，你曾发生了许多变化，但是一些最显著的变化却发生在青春期。青春期（图111）是儿童转变为成年人时生理和心理上一个发育阶段。

在青春期的末期，你将能做一些孩童时期不能做的事。同时也将获得

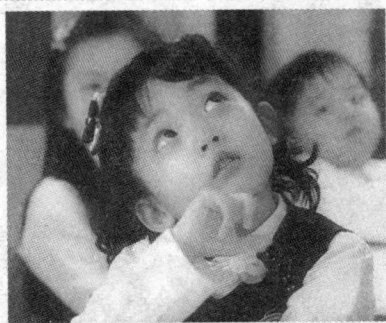

图111

人体的秘密

一些基本的公民权利，例如，考驾驶执照和具有选举的权利。

随着这些基本权利的获得，同时也预示着你将要学会承担更多的责任，例如，安全驾驶等。青春期是为你变成自己理想中的成年人而努力工作的时期。

生理变化

青春期是生理上快速生长的一个时期。人会长得更高更结实，并且在体形上接近成人。一些重要的生理变化也发生在身体里。这些生理变化被内分泌系统释放的激素所控制。

发育期　大约在 9 ~ 14 岁期间，一个孩子开始进入发育期。发育期是指人的生殖器官发育并且在生理上能进行有性生殖的那一段时期。有些人认为名词"发育期"是"青春期"的另一种写法。但那并不完全正确。青春期不仅仅包括发育期的生理变化，还包括这段时期里心理和社会关系上发生的一些变化。

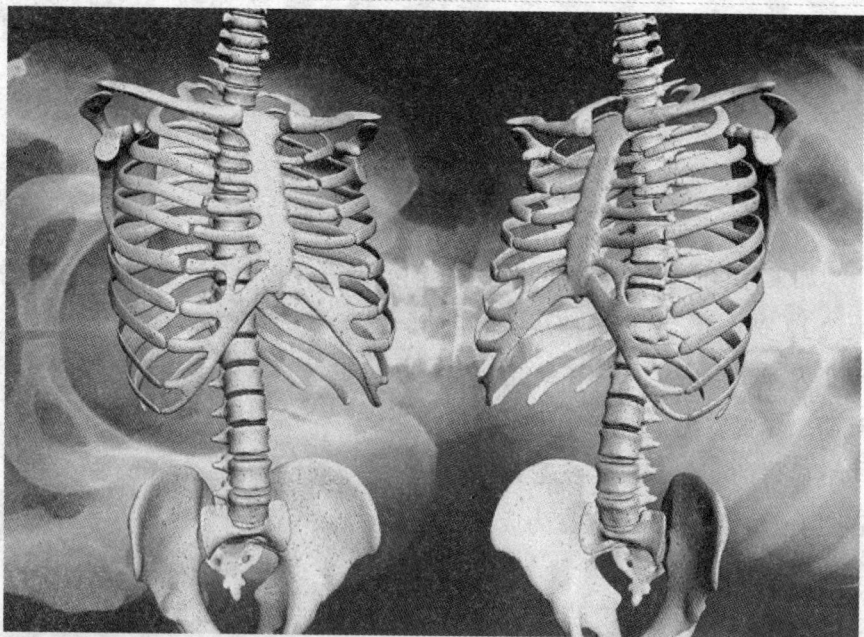

图 112

在女孩的身体里，垂体和卵巢产生的激素控制着发育期的一些生理变化。性器官开始发育，排卵和月经开始，胸部开始变大、臀部变宽，皮肤开始分泌更多的油脂，体味也开始加重。

在男孩的身体里，睾丸和垂体产生的激素控制着许多变化。性器官开始发育，能产生精子，声音变得低沉，脸部生出胡须，有的胸口还会长出胸毛。与女孩一样，更多的皮肤油脂开始产生，而且体味也开始加重。

骨骼（图 112）和肌肉的发育　就像婴儿和儿童会经历一个猛长阶段一样，青春期也会经历这样一个阶段。女孩感觉到她们的身高快速增长的时间稍微早于男孩。因此，处在青春早期的女孩比同龄的男孩长得要高，但在青春期的末期，男孩显示了快速的生长势头。总体说来，进入成人期后，男孩长得比女孩高。

你有没有听过这样一个短语"成长的疼痛"？一些处在青春期的少男少女成长非常迅速，经常感觉到胳膊和大腿里面疼痛。身高和体重的突然改变使青少年感到笨拙和尴尬。这需要时间来调整，使自己适应新的身高和体形，经常锻炼能帮助青少年调整得更快。但他们不必锻炼过度，否则就会造成骨骼和肌肉受伤。

另外一个快速生长的结果是感到饥饿，这对于处在青春期阶段的青少年来说是正常的。因为他们需要大量的食物，食物为身体成长提供必要的原材料和能量。营养丰富的膳食（图 113）和快餐都能补充身体所需的营养物质。

发育期的初始阶段　当青少年成熟时，他可能将自己的生理发育与同龄人做比较。同年龄的青少年可能会处在不同的发育阶段，这是因为发育期开始的年龄由于人的不同而有所不同。

这些不同的生理发育速度会引起误解。身体成熟较早的人被认为具有成人的判断力，并且应该比其他青少

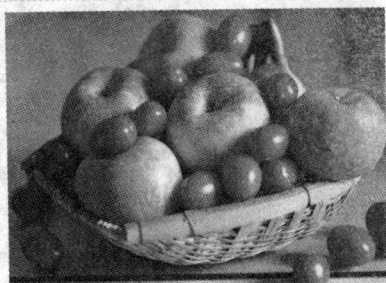

图 113

年承担更多的责任。而那些身体发育较晚的人可能会面临不同的挑战，因为他们的外表看上去比较年轻，所以可能会被当作小孩子一样对待。

心理和社会关系的变化

青少年可能注意到在青春期，个人考虑问题、自我感觉以及与他人相处的方式开始有所改变。许多青少年对自己经历到的一些变化有许多复杂的感受，有时，他们某天自我感觉快乐兴奋，某天又会感到害羞和困惑。青少年在他们成熟之前经历了许多心理和社会关系上的变化。

心理变化　处在 13 ~ 15 岁左右的青少年渐渐变得能像成人一样地思考问题。他们的思维方式已经不同于儿童。举个例子来说，年幼的孩子认为饥饿仅仅是因为他们的胃空了，或者疼痛仅在他们受伤时才能感觉到。他们不会更进一步去考虑当时发生的事。青少年的想法就不会局限在一瞬间的感受，他们开始考虑自己行为的后果并能做出理智的判断。记忆和解

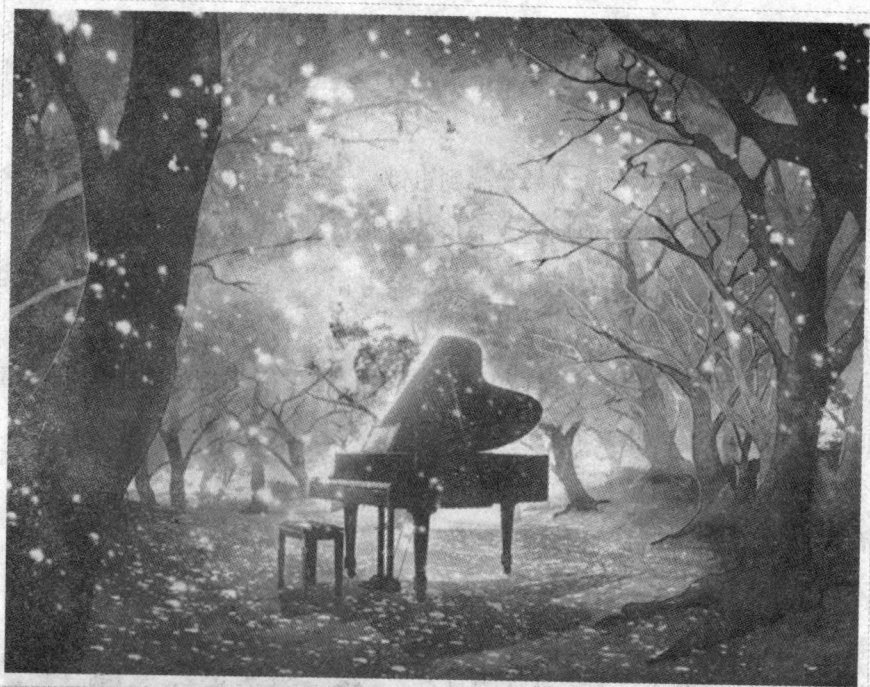

图 114

决问题的能力都有所提高，所有这些能力都在学校或通过音乐（图114）或戏剧等兴趣的培养得到发展。

青春期是一个提问的时期。青少年会提出存在自己心里的一些问题，同时他们也很想知道朋友和家人的思想和行为。他们也有可能问自己一些诸如"我是谁"和"我怎样度过自己的人生"等等之类的问题。通常，这些问题会通过与家长、长辈和其他成年人交谈来得到解答。另外，青少年还喜欢尝试新的体验——从时髦的发型到服饰以及在课余时间无偿地帮助别人。

社会关系的变化　对青少年来说，经历一些与他人关系的变化是很普通的。当他们变得更独立时，会花更多的时间在与朋友的交往上。因为朋友的思想观点很重要，青少年会担心他们的朋友是否满意自己的服饰、外表、个性和兴趣。有些青少年还有可能对异性产生兴趣。

成年人的生活

什么时候人们结束青春期，步入成年期呢？什么时候人们在生理上能完全成熟呢？什么时候能独立地生活呢？如果你在字典里仔细查看单词"成年人"，会发现它的定义是长大或者是成熟。从法律上讲，根据某些行为，16岁、18岁或21岁的美国人均可看作是成年人。但从生理和心理方面来讲，很难说成年期什么时候开始。

生理变化将持续整个成年期。大约30岁过后，人们开始衰老。在40～65岁之间衰老变得更加明显：皮肤开始起皱，眼睛（图115）开始老花，头发开始失去光泽，肌肉开始松弛。在这个阶段，女性停止月经和排卵。但男性通常仍然会继续产生精子，只是精子的数量及质量会随着年龄的增长而逐渐减少及降低。

65岁以后，衰老进一步加剧，常常引起心脏和肺功能的下降。但是，

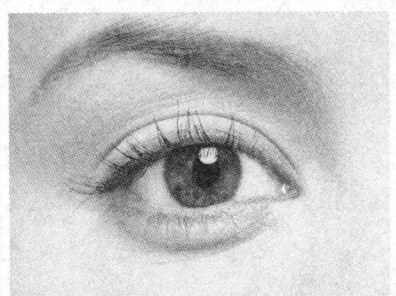

图115

第九章　生殖系统

如果人们能合理饮食，并有计划地锻炼身体，就能减缓衰老的速度。在一些健康行为的帮助下，越来越多的成年人保持着青春的活力。

责任就像机会和权利一样伴随着成年期一同到来。在青春期，你需要学会如何照顾自己，因为没有人会告诉你该怎样花自己的钱或该吃些什么。作为一个成年人，你需要做出对自己及家人有利的事情，当然，你必须知道哪些事情值得你去做，哪些事情符合道德规范及社会责任。

Part 10
人体健康保健

　　人体的健康保健需要合理安排科学的饮食以及养成良好的生活习惯。

　　美国农业部在1992年正式发布《食物金字塔指南》，以保持健康的身体和减少患慢性病的危险。人们应该尽量减少脂肪和油的摄入量；每天应吃6～11份含有丰富碳水化合物的食物，如面包、谷类、大米、面食等；饮食金字塔还建议多吃蔬菜、水果和乳制品；每天至少吃2份肉类和豆类食物，如家禽、鱼类、坚果、豆科植物、鸡蛋与红肉类混合做成的食品。

科学饮食

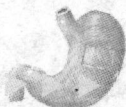

有用的食物有很多，要建立一个健康的饮食计划似乎不太容易。幸运的是，营养学家找到了两种有效的方法来解决这一难题：食物金字塔和食品标签。

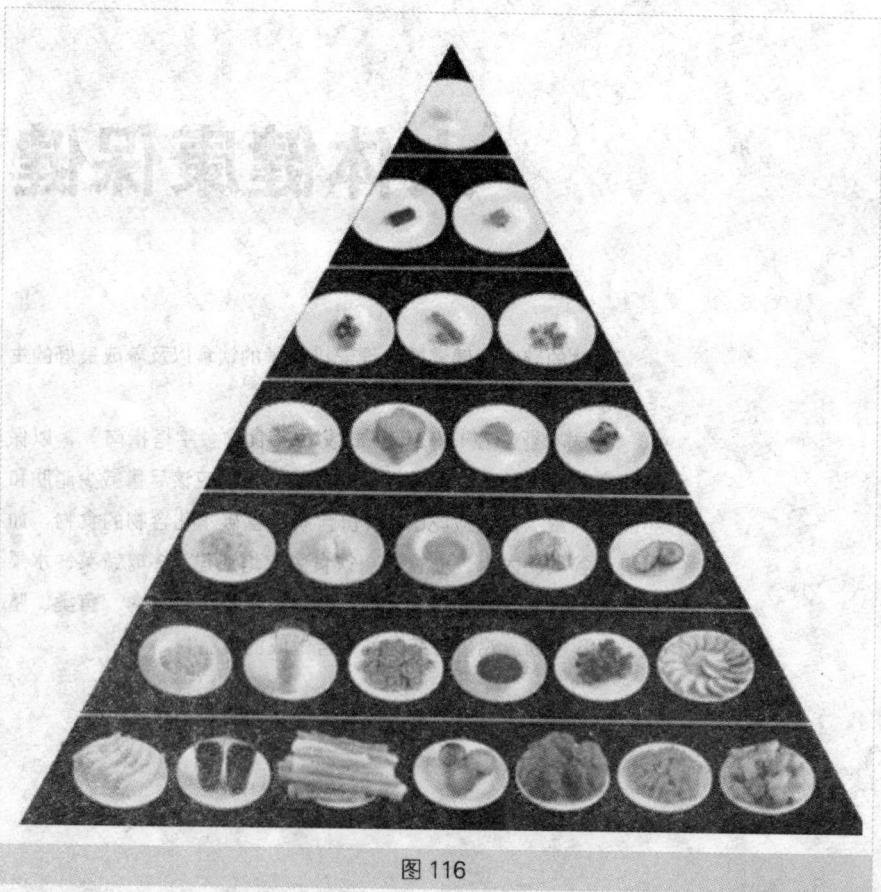

图 116

食物金字塔

食物金字塔（图116）是营养学家为了帮助人们设计健康的饮食计划而提出的。食物金字塔将食物分成六个组，它显示了人类每天该从每一组中吃多少食物才能维持膳食平衡。你可以依据食物金字塔里的建议，与你所知道的食物知识相结合，设计一份健康的膳食计划，当然这个计划中包含了你喜欢吃的食物。

浏览"探索食物金字塔"中的几组食物后，你会发现金字塔底部的食物组里包含一些谷类食品，像面包（图117）、麦片、米饭和面条。底层是金字塔最宽的一层，它表明该层的食物是膳食结构的主体部分，即平常所说的主食。食物金字塔的第二层由水果和蔬菜这两类食物组成。注意这一层没有最底层宽，这种差异表明了人们对这类食物的需要量比最底层的要少。食物金字塔的第三层包含牛奶、酸奶酪和干酪类，以及畜肉、家禽、鱼、大豆、鸡蛋和干果类。除最底层和第二层的食物外，人们还需要补充第三层里的少量食物。

在食物金字塔的顶端是含有大量脂肪、糖类或两者皆具的食物。注意这组食物是金字塔中量最少的一部分，这就意味着人们应该有节制地吃这

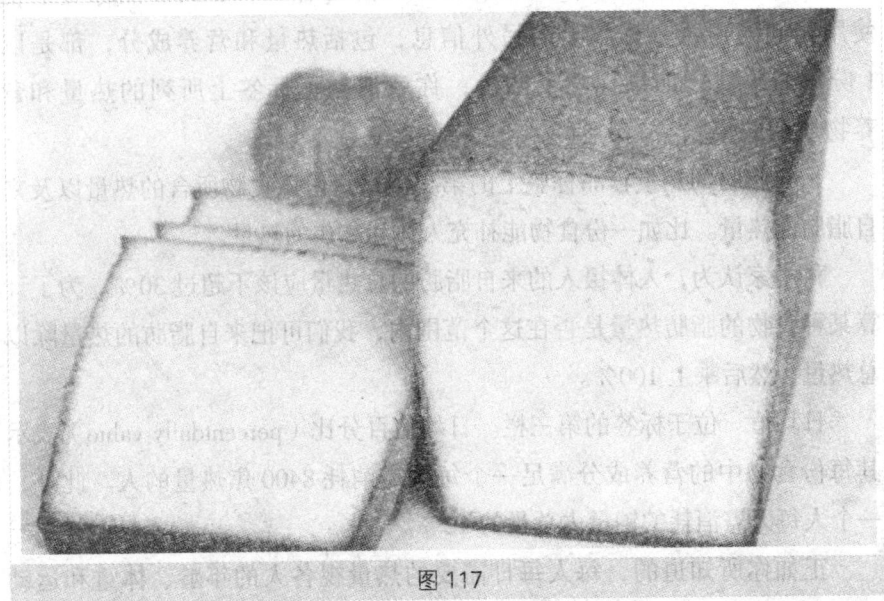

图 117

类食物。这可是一条非常好的建议，因为在其他各组食物中都含有脂肪和糖类，因而对额外摄入的糖类及脂肪应加以限制，以帮助你预防心脏病及其他疾病。

食品标签

度过了长长的一天，你和朋友在回家的路上走进了一家快餐店。你准备买哪一种快餐？怎样才算做了一个明智的选择呢？你首先该做的事就是

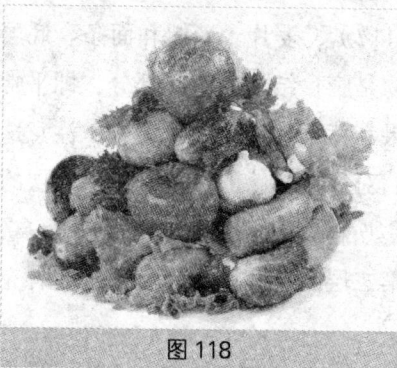
图 118

仔细阅读食物标签上提供的信息。美国食品药物管理局（FDA）规定：所有的食物除了畜肉、家禽、新鲜蔬菜（图118）和新鲜水果以外，其他食品必须标出明确详细的营养素含量信息。

标签上有一些关于营养的重要信息。

食物用量　注意一份食物用量和份数都列在标签的顶部。美国食品药物管理局对各种食品建立了食品标准用量。也就是说，所有盛放冰淇淋的容器，在其食品标签上都使用相同的份量。标签上的另外信息，包括热量和营养成分，都是以1份量为单位，如果你吃了两份，你就消耗了标签上所列的热量和营养物质的两倍。

来自脂肪的热量食品标签上的第二项是每份该食物所含的热量以及来自脂肪的热量。比如一份食物能补充人体 462 焦的热量。

科学家认为，人体摄入的来自脂肪的总热量应该不超过 30%。为了计算某种食物的脂肪热量是否在这个范围内，我们可把来自脂肪的热量除以总热量，然后乘上 100%。

日均值　位于标签的第三栏。日均值百分比（percentdaily value）表示其每份食物中的营养成分满足一个每天需消耗 8400 焦热量的人。此外，一个人每天需消耗的钠量占总量的 12%。

正如你所知道的，每人每日需要的热量视各人的年龄、体重和运动

水平而定。一个活泼好动的青少年每天可能需要 10500 焦或更多的热量。如果你需要的热量大于 8400 焦，那么你每天应该摄入更多的营养物质。一些食品标签上还包含了适用于 8400 焦和 10500 焦热量的饮食营养成分表。

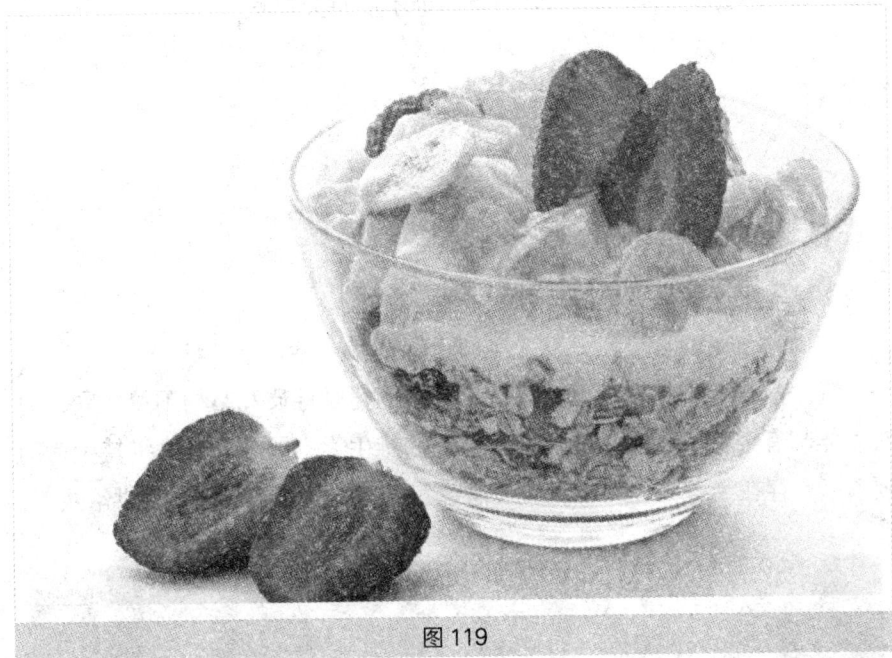

图 119

成分　盒装食品，例如饼干和汤料通常是一种混合物。为此，食品标签就会将其主要成分放在表的前面，然后按照重量依次列出来。例如，早餐的谷类食品中含有玉米、麦片（图 119）、小麦。糖和盐通常作为调味剂添加到食物里。这张表提醒你留心那些为增加食物的香味和色彩而添加的糖、盐以及一些防腐剂。此外，有些人会对某些物质过敏，那么就更需要仔细阅读食品成分表，以避免食用含有这些物质的食物。

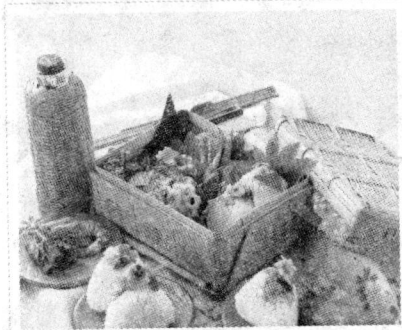

图 120

使用食品标签　通过使用食物标签来帮助你选择健康的食物。假如你正在购买早餐食品，通过阅读标签，你可能发现某种谷物类食品含有少量的脂肪，营养成分（例如多糖和一些维生素）的日均值百分比较高。另一种谷物类食品的多糖和维生素的含量比较低，而且含有大量的脂肪，这样你就会选择第一种谷类食品作为日常用的早餐。如果你确实喜欢另一种谷类食品（图 120），可以偶尔吃一点，但不要每天都吃。

维生素与健康

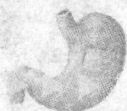

维生素是一种特殊的营养成分，它们的化学性质和结构不尽相同，但对人体却有类似的生理功能和营养意义。维生素，顾名思义是维持生命的要素。它存在于各类食物中，跟其他营养成分最大的差别是既不供给热能，

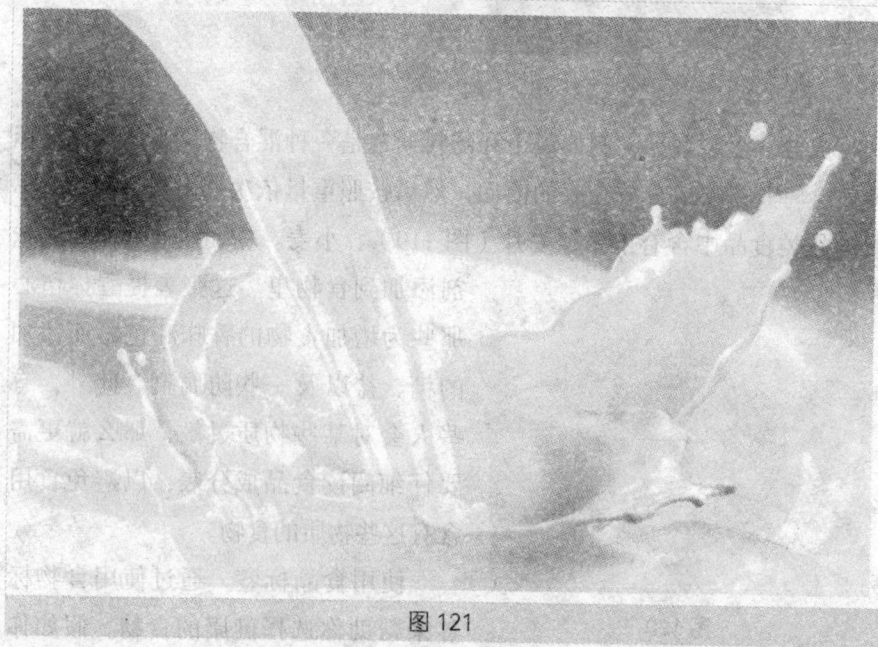

图 121

也不构成人体组织，只需少量即能满足生理需要。人一旦缺乏维生素，就会发生各种各样的疾病。

目前已经发现的维生素有 20 多种，按溶解性质的不同，可把它分成两类。一类是脂溶性维生素，如维生素 A、维生素 D、维生素 E、维生素 K；另一类是水溶性维生素，如维生素 B、维生素 C。

维生素 A，也称"抗干眼病维生素"。它的作用是：促进生长发育、维持上皮细胞正常代谢、参与视网膜内感光色素的形成等。缺乏维生素 A，容易得夜盲症，皮肤变得干燥，抗病能力降低，还容易患感冒、气管炎等疾病。在肝脏、牛乳（图 121）、蛋黄等食物中，含有丰富的维生素 A。

维生素 D，也称"抗佝偻病维生素"。它有调节体内无机盐代谢的作用，能促进小肠对钙、磷的吸收，与骨的钙化、牙齿的正常发育有密切的关系。缺乏维生素 D，在儿童时期容易得佝偻病，在成年时期容易得骨软化症。在肝脏、牛乳、蛋黄等食物中，含有丰富的维生素 D。

维生素 E，也称"生育酚"。它与生育有关。缺乏维生素 E，会引起肌肉萎缩、不育、流产等症。在麦胚油里，含有丰富的维生素 E。

维生素 K，也称"凝血维生素"。它对血液的凝结有重要作用。在绿色植物中含有维生素 K。

在 B 族维生素中，主要有维生素 B_1、维生素 B_2、维生素 B_6、维生素 B_{12} 等。

维生素 B_1，也称"硫胺素"。它与糖代谢、神经系统的正常生理功能有密切关系。缺乏维生素 B_1，容易患神经炎、食欲不振、消化不良，严重时会引起脚气病等。在稻、麦等谷物的种皮里，含有丰富的维生素 B_1。

维生素 B_2，也称"核黄素"。它与生长关系密切。缺乏维生素 B_2，会引起口角炎、阴囊炎等。在小麦（图 122）、大豆、酵母等食物中，含有丰富的维生素 B_2。

维生素 B_6 与氨基酸代谢有密切关系。缺乏维生素 B_6，会引起皮炎、神经炎、痉挛等。在酵母、肝脏、谷类

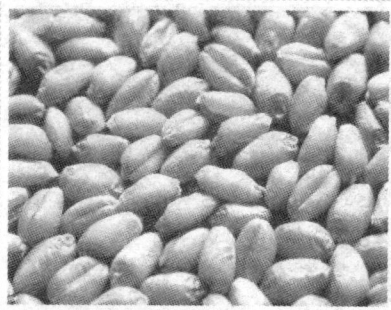

图 122

等食物中，含有丰富的维生素 B_6。

维生素 B_{12}，也称"钴胺素"。它能促进红细胞的生成。缺乏维生素 B_{12}，会引起恶性贫血。在肝脏、奶类、肉类、蛋类等食物中，含有丰富的维生素 B_{12}。

维生素一般不能在人体内合成。上述关于缺乏某种维生素会引起某些疾病的描述，都是较典型的例子。事实上，人体对某种维生素不足或缺乏是一个渐进过程。当进食中长期缺乏某种维生素，最初仅表现为组织中维生素的储备量下降，最多出现某些生化、生理功能异常，也不一定必然发生种种临床症状。但是长期轻度缺乏维生素，可使人脑力劳动效率低下，思想不易集中，主观感觉不适，对疾病的抵抗力明显下降。因此，合理搭配食物，确保维生素供给量，其意义不仅限于能预防维生素缺乏症的发生，更重要的是能不断提高身体的健康水平。

心血管保健

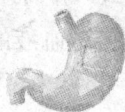

旭日东升（图 123），大多数人刚从梦中醒来，但赛艇队早就在湖面上训练划船了，队员们以一种和谐而有节奏的运动方式划着浆，使船轻快地划过水面。尽管早晨寒气逼人，但队员们的脸颊和胳膊上却滚动着汗珠，心脏剧烈地跳动着，血液在体内快速地流动。

如果这些队员的心血管系统没有处在非常健康的状态，那么就不能发挥他们的真本领。实际上，心血管系统健康不反对运动员很重要，对所有

图 123

的人来说都是非常重要的。

在一些国家，心血管疾病是引起死亡的主要因素。这听起来似乎很可怕，但人们仍然可以采取一些措施来降低心血管疾病的发病率。

心血管疾病

动脉粥样硬化症是一种由于脂类物质（图124）如胆固醇堆积而引起的血管壁增厚的疾病。动脉粥样硬化限制了血液在动脉中流动的空间。

动脉粥样硬化发生在与心脏有关的冠状动脉中，当这种症状出现后，心肌接收的血液量减少，从而导致缺氧。这种情况会引起心脏病发作。心

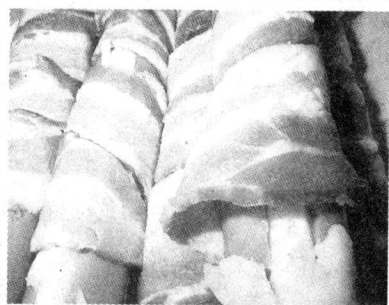

图124

脏病是一种由于流人心肌的血液被阻塞而引起的疾病。心脏中的细胞由于不能得到血液而死亡，给心脏造成了永久性的损伤。

早期动脉粥样硬化症的治疗方法主要包括：吃低脂食物及适当进行锻炼，此外，还可服用一些降低血液中的胆固醇和脂肪的药物；而患有严重的动脉粥样硬化症的病人则需要进行疏通动脉的手术治疗。

高血压

高血压是指一个人的血压持续比正常人高而引起的内稳态混乱的病症。因此，高血压患者的血压通常高于140/90。高血压使心脏工作困难，甚至可能破坏血管壁。渐渐地，心脏和动脉由于高血压而遭到严重的损害。患有高血压的人通常不会有明显的发病征兆，因此有时高血压被叫做"无声的杀手"。

高血压和动脉粥样硬化有着密切的联系：当动脉变窄时，血压就会增高，引起高血压。当人过于肥胖（图125）或缺少锻炼都会增加高血压的发病率。

对于早期的高血压患者，经常参加体育锻炼、按医嘱按时服药，有节

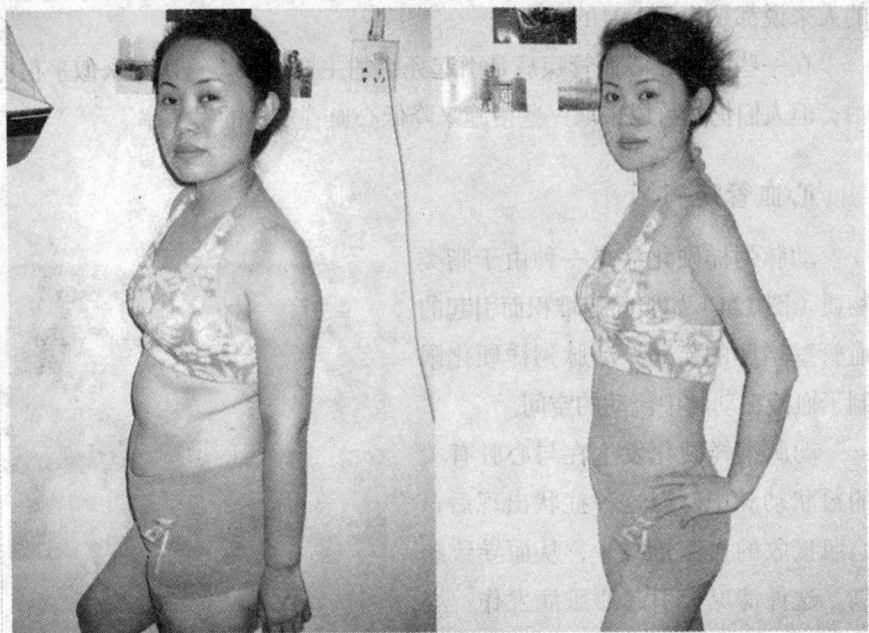

图 125

制的饮食都能降低血压。比如，高血压患者应该有节制地摄入钠，因为钠会升高血压。钠一般存在于食盐和一些加工食品（汤和包装快餐食品）中。

保持心血管系统健康

年轻人很少得心脏病，但是动脉硬化却有可能会发生在 20 岁左右的青年人身上。因此，从现在起就应该养成良好的习惯，可以降低动脉硬化和高血压的发病率。为了保持心血管系统的健康，人们应该经常锻炼；吃低脂肪、低胆固醇和低钠的食物；禁止吸烟。

锻炼保持心血管系统健康的首要条件就是经常参加体育锻炼，比如骑自行车（图 126）、游泳、跳舞、爬楼梯等。锻炼能增强心肌，帮助预防动脉硬化。

均衡的饮食富 含胆固醇和脂肪的食物会导致脂类物质在动脉壁上沉积。此外，吃大量的高脂食物会导致体重超标。红烧肉、鸡蛋和奶酪等食物中胆固醇的含量较高，黄油、人造黄油、炸薯片、干果以及炸薯条等油

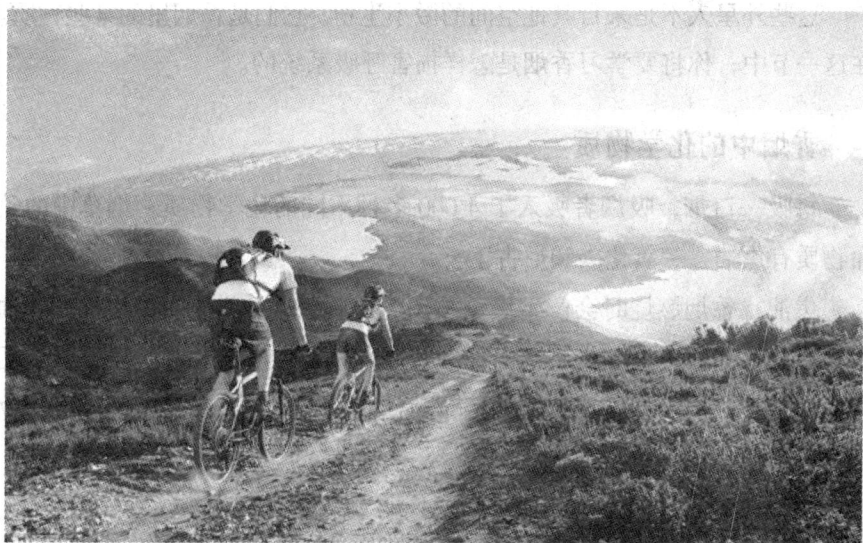

图 126

炸食品的脂肪含量特别高，这些食物对于高血压患者来说都是禁忌的，偶尔吃点可以，但不要常吃。

禁止吸烟　吸烟的人比不吸烟的人得心脏病的可能性要高出两倍，每年大约有 180000 美国人因为吸烟而死于心血管疾病，如果不吸烟，他们死于心血管疾病的几率会低得多。

吸烟与健康

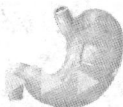

嘶嘶嘶！成千上万微小的外星人正在侵略呼吸系统。吸气时，外星人被吸进鼻腔。鼻腔里的纤毛捕获了一些外星人，另外一些被黏液粘住了。但是还是有许多外星人突破了这些防线，在体内气管里翻了几个跟头后，大批侵略者涌进肺，它们竟在肺泡内筑起自己的王国。

这些外星人不是来自其他空间的微小生物，它们是香烟里的某些物质。在这一节中，你将要学习香烟是怎样损害呼吸系统的。

香烟中的化学物质

每吸一口烟，吸烟者吸入了 4 000 多种不同的化学物质。烟草中的致命物质有焦油、一氧化碳和尼古丁。

焦油　香烟燃烧时会产生黑色黏稠的物质，这种物质叫做焦油。焦油中含有致癌物质。当人们吸烟时，一些焦油残留在气管和呼吸系统其他器官的纤毛上。焦油使纤毛聚成一团，致使它们不能执行任务：阻挡有害物质进入肺。

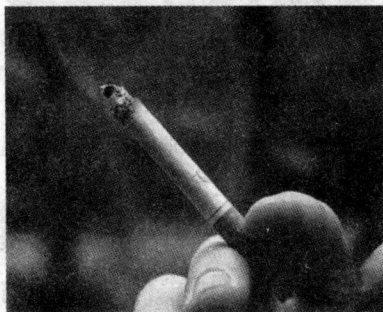
图 127

一氧化碳　香烟燃烧（图 127）时，会产生一种无色无味的气体，这种气体叫做一氧化碳。人吸入一氧化碳很危险，因为一氧化碳分子会与血红蛋白结合，这样它就取代了能正常携带氧气的红细胞的位置。一氧化碳就好比一辆车子占据了车库中其他车子的预约停车位。

当一氧化碳与血红蛋白结合后，红细胞在人体内携带的氧气量比正常情况下会大大减少。为了弥补减少的氧气量，呼吸的频率就会加大，而且心跳也会加快。当血液中氧气的含量较少时，氧气供给就不能满足身体各器官的需要。

尼古丁　另一种存在于香烟中的危险化学物质是尼古丁。尼古丁是一种兴奋剂，能提高神经系统、心脏和其他器官的兴奋度，使心脏跳动速率加侠、血压升高。尼古丁会使人上瘾或产生药物依赖性。因而，吸烟者如果没有烟吸，就会对香烟有强烈的吸食欲望。尼古丁的上瘾是许多吸烟者无法戒烟的主要原因。

呼吸系统疾病

香烟在许多方面损害了呼吸系统健康。例如，因为鼻腔中的纤毛不能甩掉黏液，许多吸烟者（图128）不停地咳嗽。黏液的堆积也限制了空气流动的空间，减少了氧气的吸入量。因为吸烟者不能得到足量的氧气，因此他们就不能参加过于繁重的体力运动。长期吸烟者稍微运动一下，就会气喘吁吁、呼吸困难。

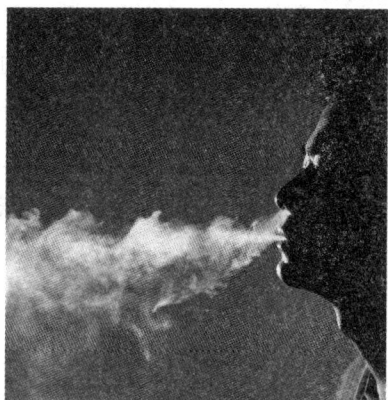

图128

一些严重的呼吸系统疾病大多是由于长期吸烟引起的。长年累月，吸烟者会得支气管炎、肺气肿和肺癌等疾病。在美国，每年大约有400000人死于与吸烟有关的疾病，占死亡人数的1/5。香烟是引起疾病、导致死亡的主要因素。

慢性支气管炎　黏液慢慢地积累会导致长期或慢性支气管炎。支气管炎是呼吸通道中的小通道变得比正常情况下狭窄，而被黏液堵塞引起的炎症。患支气管炎的人通常感到呼吸困难。如果支气管炎持续很长一段时间，会导致呼吸道的永久性损坏。慢性支气管炎通常伴随着引起疾病的微生物感染。长期吸烟者得慢性支气管炎的几率比不吸烟者高出 5 ～ 10 倍。

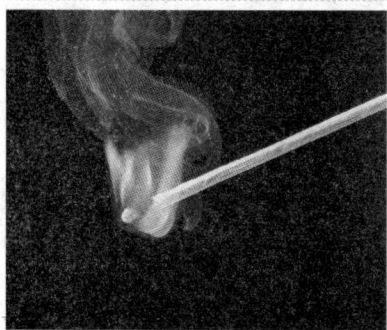

图129

肺气肿　香烟中的化学物质也会损坏肺组织。肺气肿是一种很严重的疾病，它会破坏肺组织从而引起呼吸困难。患肺气肿的人不能得到足够的氧气，也不能及时排出二氧化碳，因此他们经常呼吸急促。还有一些患肺气肿的人甚至不能吹灭火柴（图129）。不幸的是，由肺气肿造成的损害是永久性的，即便是停止了吸烟，也无济于事。

肺癌　每年大约有 140000 的美国人因为吸烟死于肺癌。香烟含有 40 多种不同的致癌化学物质，包括焦油中的一些化学物质。癌细胞快速生长，占据了肺里用于气体交换的空间。肺癌若发现时处于早期，则手术或药物治疗非常有效，但是人们在这个时期通常很难察觉到。

循环系统疾病

香烟里的化学物质能损害肺，也能破坏循环系统。一些化学物质进入血液后，被血管壁吸收，这些化学物质刺激了血管壁。这种刺激会导致脂类物质的积累从而引起动脉硬化。动脉硬化会导致心脏病，与不吸烟者相比，吸烟者得心脏病的几率高出 2 倍。

支气管炎和肺气肿等疾病也会限制循环系统的功能。呼吸系统和循环系统一起把氧气运输到细胞，然后再将二氧化碳排出体外，如果任何一个系统受到损伤，另外一个系统的工作就会受阻。

被动吸烟

吸烟者还包括处于吸烟者周围而受到影响的人。人们被迫吸入其他吸烟者喷出的烟雾（图 130），就属于被动吸烟。因为烟雾中同样含有吸烟者

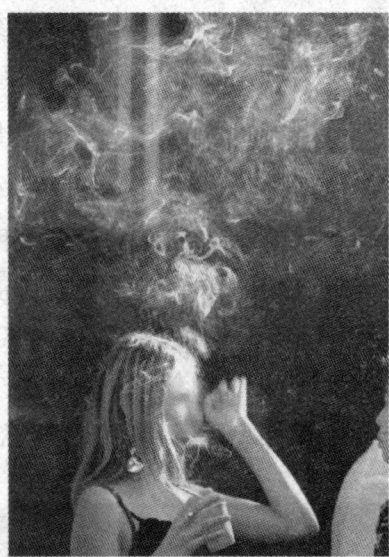

图 130

吸入的有害化学物质，所以同样也会损害健康。在美国，每年有 30 万名儿童由于被动吸烟而引发了支气管炎等呼吸道疾病。此外，长期处在吸烟的环境下会增加人们得心脏病和癌症的危险性。

远离烟草

大约有 50 万的美国人是烟民。这些人中，大约 90% 的人在青少年时期就开始了吸烟。研究表明，如果人们在青少年时期不吸烟，那么他们长大后吸烟的概率就小得多。

你的朋友可能怂恿过你吸烟，他们会给你压力。一些广告也会吸引你，香烟广告上的吸烟者大都是魅力十足的年轻人。这些广告设法使你认为如果你使用他们的产品，就能成为广告上的那些时尚人物。

你必须牢牢记住，一旦开始吸烟就很难戒烟了。许多青少年烟民认为，当他们长大后就能戒烟。但是因为尼古丁会上瘾，所以他们很难真正戒烟。其实，吸烟会立即损害人的健康，而不是慢慢地影响人的生活。吸烟的青少年的肺发育通常比较慢，而且永远不可能拥有正常功能的肺。此外，青少年吸烟还可能引发咳嗽和支气管炎。如果有人叫你来一支烟，为了你的健康，请你礼貌地拒绝他。

呼吸系统的保健

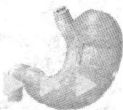

空气中含有的尘埃和有害微生物，对人体的健康极其有害，尤其会影响呼吸系统的健康，因此，为了增强呼吸系统的功能，提高人体抵抗疾病的能力，应该养成卫生的呼吸习惯，经常参加体育锻炼和体力劳动。

青少年的生长发育经历着适应外界环境的过程，因此，利用空气、水、阳光（图 131）等进行锻炼（简称"三

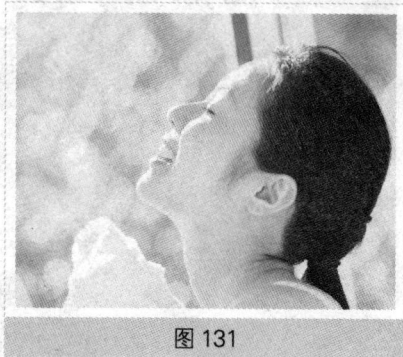

图 131

浴"），对增强适应外界环境的能力，增强呼吸系统的功能有很大的作用。

利用空气、水、阳光进行锻炼，可以提高人体对外界空气、风速、光线、机械和化学刺激因素等的适应能力。当同样的刺激经过多次反复后，神经系统对环境变化的适应和调节能力就会逐步提高。

空气浴是利用空气对人体进行锻炼的最简单易行的方式，不受地区、季节和物质设备条件的限制。新鲜空气对呼吸系统有良好的作用，而且空气的温度对皮肤感受器的刺激作用，可以增强神经系统和心血管系统的活动。空气浴最好从夏季开始，以逐渐适应气温从热到温再到冷的过渡，而且最好选择在绿化好、无日光直射、空气清新的场所。锻炼时应尽量使身体表面和大气直接接触。因此，进行空气浴时，要逐步减少衣着，先在室内，以后逐渐过渡到室外。初期锻炼不宜超过 10 分钟，以后可逐步延长。如室外温度在 10℃以下，应转入室内进行。

水浴是利用水和身体表面的温差进行的一种锻炼。水浴在一年四季都可进行。水浴锻炼一般从温水开始，逐渐过渡到冷水。利用水浴锻炼身体的方式很多，如擦身、足浴、冲淋和天然浴场（图 132）的水浴等。

日光浴是利用适当的日光照射进行的一种锻炼。日光浴不但能预防佝

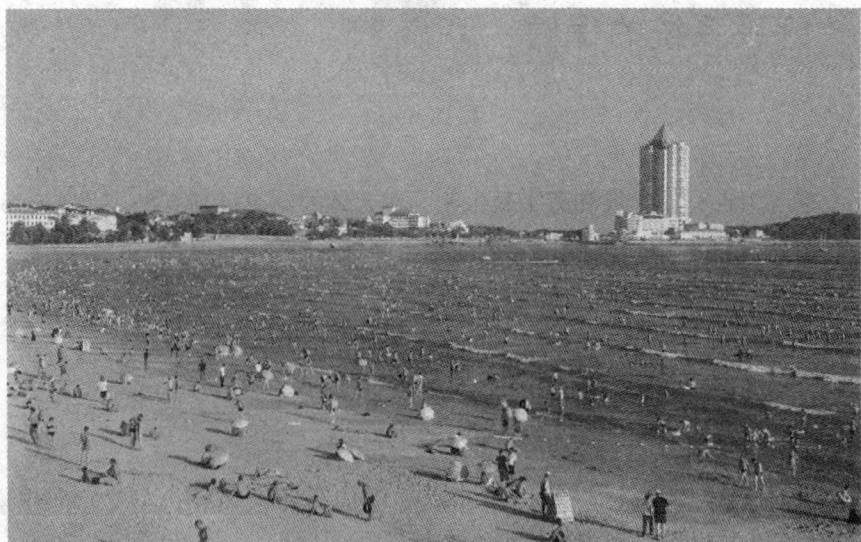

图 132

偻病，而且对人体的成长也有促进作用。日光浴的场所要选择阳光充足、清洁、平坦、干燥、绿化好、空气流通但又无强风之处，应该备有床或席子，并有供水设备，以便浴后冲淋。

进行"三浴"锻炼，要在保健医生的指导下进行。

呼吸系统的卫生保健，除了要加强体育锻炼，还要养成良好的卫生习惯，如不吸烟、不用口呼吸、不用手挖鼻，居室要经常开窗通气：经常洗、晒衣服和被褥。此外，要养成良好的维护环境卫生的习惯，如不随地吐痰，不乱抛废物等等。

神经系统的卫生保健

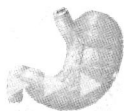

神经系统的卫生保健，一方面通过努力学习锻炼自己的思维能力，积极参加体育运动来锻炼提高它的功能；另一方面则是要预防它生病。

（1）勤奋学习，刻苦钻研：青少年在进入青春期后，脑、神经的功能就迅速完善，神经细胞（图133）也进一步分化和成熟，这样人的思考和理解能力能得到加强；同时也具有一定的推理、分析和判断能力，对事物的反应能力也能随之而提高。除此之外，脑的记忆力也能得到加强，使记忆连贯并且有条理。但青少年思维能力与成年人相比尚有较大距离，因此必须努力学习，不断锻炼自己的思维能力，掌握更广泛的知识技能。

（2）积极参加体力劳动和体育锻炼：人体各器官系统的生理活动在神经系统的调节下才能得到统一和协调，并不断与外界环境相适应。而体力劳

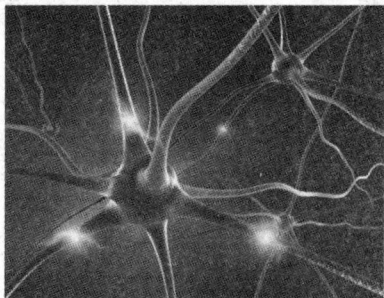

图133

动和体育锻炼要求各器官系统的生理活动更密切地配合，以适应运动的需要。运动时，神经系统的活动加强，一方面指挥全身肌肉灵活地收缩和放松；另一方面还要调节内脏活动来配合运动的需要。因此，通过不断地学习和锻炼，不仅动作更协调更准确，而且内脏也能更好地配合运动的需要，不致发生胸闷、头昏、恶心甚至昏厥等现象。目前不少医院用加强体育锻炼来治疗神经衰弱的病人，已取得一定的疗效。

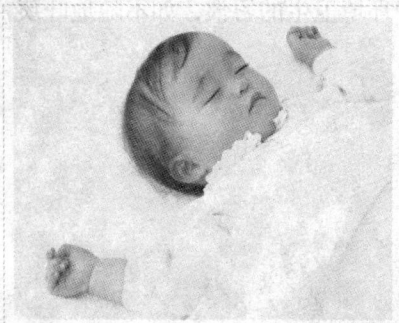

图 134

（3）注意适当的休息和睡眠（图134）：由于青春期生长发育快，脑的兴奋性比较大，情绪容易激动，也容易疲劳。因此，当神经系统疲劳时，则应有充分的休息或睡眠，以利于功能的恢复，提高工作效率。积极的休息方式是以一种活动替换另一种活动。例如，体力劳动之后可进行读书或欣赏音乐等活动；脑力劳动之后，则可进行体育锻炼或体力劳动。这样大脑皮质各部分可得到充分交替活动和休息。此外，充分的睡眠也很重要。因为睡眠是一种几乎整个大脑皮质和某些皮质下中枢的保护性抑制，通过这种休息后，神经系统的机能得到更大限度的恢复。青少年因神经系统发育还不十分成熟，更应保证有充分的睡眠，每天睡眠的时间至少应在 9 小时以上，这样才会有更充足的精力投入学习和工作。

远离癌症

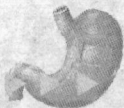

你掉进了一个黑暗、密不透风的地方，你拼命往上爬，每前进一步，都要小心翼翼地找好立足点。四壁很热，紧贴着墙壁的膝盖渐渐发热，灰

尘落到你的脸上，你不断地眨眼睛，以避免灰尘掉入眼中。这个故事听起来有点像噩梦，但却是18世纪烟囱清洁工真实生活的写照。

烟囱清洁工和皮肤癌

1775年，英国伦敦生活着大约100万人。这些人的家里大多用炭火取暖，由于炭燃烧后会产生许多脏兮兮的黑色烟灰，为使壁炉保持干净，需要经常清除这些烟灰，所以烟囱清洁工不得不爬进烟囱（图135）将烟灰从烟囱壁上刮下来。

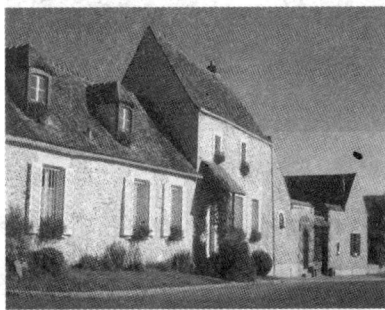
图135

另外，烟囱清洁工必须又瘦又小，才能进入烟囱内部，所以大多数清洁工是孩童而不是大人。由于这种工作具有危险性，因此只有那些非常需要工作的男孩才愿意干这种活。他们的家里一般没有饮用水，洗澡的条件通常都很差。经过一天辛苦的工作，烟囱清洁工带着一身的烟灰回到了家中，但是没有几个会彻底洗澡。

烟灰和癌　当时，英国医生珀锡瓦尔·波特的诊所里经常会见到许多烟囱清洁工。波特检查他们的身体后，注意到烟灰已经进入烟囱清洁工的皮肤，同时也观察到烟囱清洁工中得皮肤癌的人多得让人不可思议。珀锡瓦尔·波特建议多洗澡，以减少得皮肤癌的可能性。许多年后，科学家们指出烟灰中含有致癌物质，它们与香烟中的焦油属于同一种物质。

环境中的致癌物质　珀锡瓦尔·波特是第一位知道周围环境能影响人体健康的科学家。癌症是一种疾病，一般由环境中的有害因素引起的。人类生存的环境中可能含有某些致癌物质，为了减少人们患癌症的危险，人们必须去除这些物质以保护自己。

波特的工作为科学家努力控制环境中的致癌物起了一个良好的开端。在中国，国家环保总局主管执行各项环保法律，且向公众公布环境中的致癌物质，并制定出很多法规来保护人类的健康。

环境中的致癌物质

科学家们已经明确地指出环境中存在的一些致癌物，其中两种重要的致癌物质是石棉（图136）和紫外线。

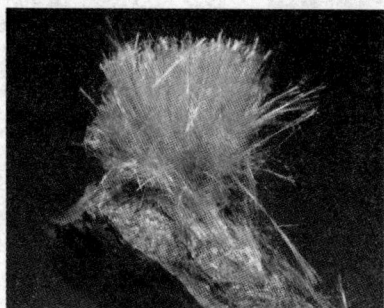

图 136

石棉　石棉是一种矿物，外形呈纤维状，很坚硬但不能燃烧。因为这些特性，石棉一度被广泛用做木盖瓦、制动衬面和绝缘体的材料。然而，科学家们却发现人们吸入过量的石棉纤维时会导致肺癌。由于石棉具有这样的危险性，1989年美国禁止制造和使用各种以石棉作为原材料的产品。

19世纪70～80年代，科学家们注意到极地上空的臭氧层出现空洞。臭氧层空洞的出现意味着到达地球的紫外线将大大增加。与此同时，人们得皮肤癌的危险性也大大增加。皮肤癌的成因很复杂，但是一些科学家认为它与大气的臭氧层空洞存在有一定联系。

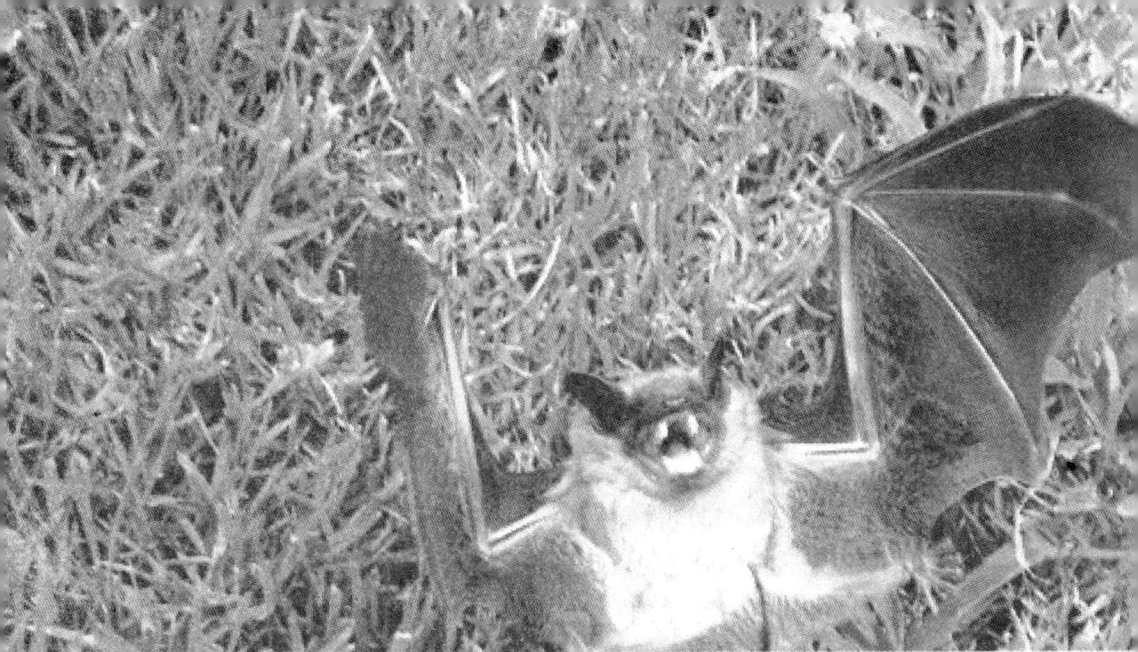

Part 11
人体之谜

　　在过去，人类对人体的认识只是一知半解，随着现代科学技术的进步，人类有了更加先进的手段对人体、人体器官、细胞以及细胞组织的功能等方面进行系统的研究，特别是20世纪以细胞学为代表的人体研究热潮，使得人类对自身的了解更加清晰和准确。科学研究结果表明，人体是造物主的杰作，是大自然创造的生命奇迹。

生命的曲线之谜

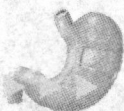

"螺旋——生命的曲线"，英国著名科学家柯克在研究了螺旋线与生命现象的关系后，曾感慨地说。此言不谬。

假若你是个有心人，你便会发现在生活中，应用螺旋线的例子俯拾皆是。

许多瓶与盖子的结合，靠的就是螺旋；欲开启一瓶法国干红，你必须借助一件带有螺旋线的工具；节假日去游乐场，你会发现你的孩子对高大的盘旋式滑梯（图137）很感兴趣，而那盘旋的轨迹便是螺旋；枪膛中的膛线、自来水龙头、钢笔、手电筒，以及自行车上的螺杆、螺钉、螺母等联接件和紧固件，也都离不开螺旋。

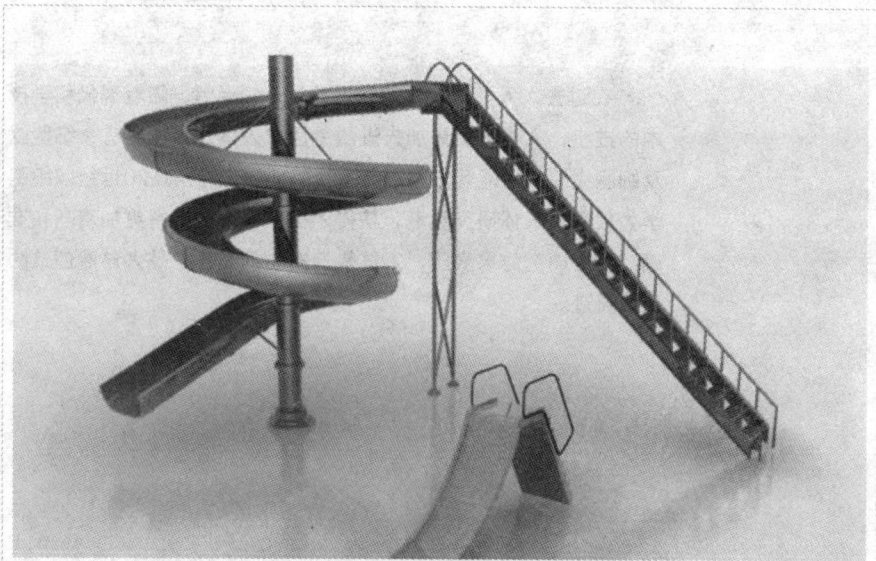

图137

早在 2000 多年以前，古希腊数学家阿基米德就对螺旋线进行了研究。公元 1638 年，著名数学家笛卡尔首先描述了对数螺旋线，并列出了螺旋线的解析式。这种螺旋线有很多待点，其中最突出的一点则是它的形状，无论你把它放大或缩小都不会改变。就像我们不能把角放大或缩小一样。

这种螺旋线在自然界中分布广泛。一只蚂蚁以不变的速度，在一个匀速旋转的唱片中心沿半径向外爬行，蚂蚁本身就描绘出一条螺旋线；一个停在圆柱表面上的蜘蛛，要扑食圆柱表面上的一只蚊子，它在圆柱表面上的最佳路径也是一条螺旋线；蝙蝠（图138）从高处下飞，却是按着另一种空间螺旋线——锥形螺旋线的路径飞行的。甚至星体的运转轨迹，有的也是螺旋线。

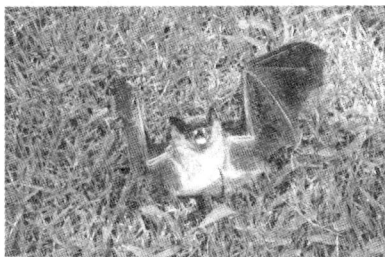
图 138

在对银河系中部的气体密度进行为期 3 年的观察研究之后，日本国家天文台的中井直政博士认为，银河系是呈螺旋形的，即星体以圆心呈螺旋状向外扩展。

倘若你留心，你该知道牵牛花的藤总是向右旋转着往上爬的。科学上把这种右旋叫做"顺时针方向"。车前草的叶片也是螺旋状排列的，其间夹角为 137°、30°、38°，这样的叶序排列，可以使相同的叶片获得最大的采光量，得到良好的通风。

其实，植物叶子在茎上的排列，一般都是螺旋状。此外，向日葵子在盘上的排列也是螺旋方式。

牛角同蜗牛壳（图 139）一样，它们增生组织的几何顺序，竟是标准的对数螺旋线。奇怪的是，它们新增生出来的每一部分，都严格按照原先已有的对数螺旋结构增生，从不会改变，就像地球固定轨道围绕太阳旋转一样。

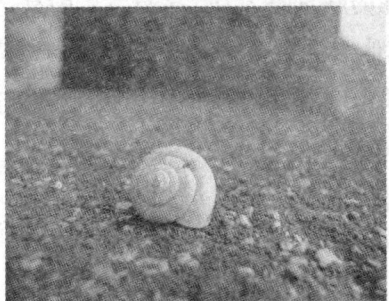
图 139

人的头发是从头发主囊中斜着生长出来的，它循着一定的方向形成旋涡状，这就是发旋，且有右旋和左旋之别。实际上，发旋是长在体表的毛旋，能使毛发顺着一定的方向生长。在野生兽类动物中，发旋（毛旋）具有保护自身和适应环境的作用。它可以使雨水顺着一定的方向消掉。就如披上了一层蓑衣，它们排列紧密，可避免有害昆虫的叮咬。此外，还有良好的保温作用。人类头发的这些作用虽然已经退化到微不足道的地步，其形式却保留了下来。

在自然界中，还有一些微观的生命螺旋需借助于电子显微镜方能看到。像我们平时吃的糖，无论它是用甘蔗汁制成的，还是用甜菜汁做的，它们的分子几何形状都是右旋的。近年来，人们合成了左旋糖，说也奇怪，这种糖只有甜味，却不产生热量。这是什么原因呢？科学家为我们揭开了这一秘密。原来，我们身体里的代谢酶只接受存在于自然界的右旋糖。

在人体内，一切氨基酸分子均是左旋，而淀粉分子则是右旋。传递生物遗传信息的脱氧核糖核酸（DNA），它巨大的分子有着盘梯式的双螺旋形状，这种螺旋从底部到顶端，一路都呈右旋。获得诺贝尔医学生理学奖的

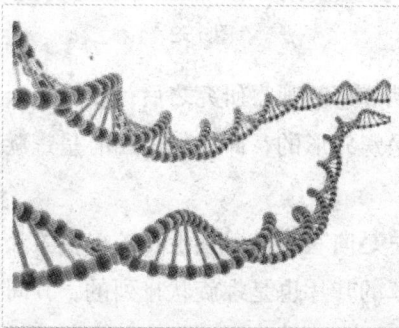

图 140

沃森，曾绘制出脱氧核糖核酸（DNA）（图 140）双螺旋结构的分子模型，成为 20 世纪以来生物科学最伟大的发现之一。

难道螺旋线同生物的生长有什么内在的联系吗？为什么自然界中有这么多螺旋状的物体？它们为什么不能是其他形状？

科学家们尚无法解释，他们正从不同角度对自然界中的生命螺旋进行探索。

人体生物钟之谜

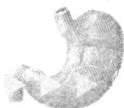

　　每当冬天来临，天气变冷时，大批的候鸟纷纷南飞（图141），寻找越冬的栖息地；而当春归大地、万物复苏时，它们又归心似箭地飞回到久别的故乡。这似乎没有什么奇特之处，然而长期的观察发现，候鸟每年回归的时间总是趋近于一个确定的时间。这就容易使人产生猜疑：是否在生物体内存在着一种类似人间钟表的计时装置，它支配着生命有节律地活动？

　　人类自身地摆脱不了这类现象的困扰。这类现象早就引起了人们的注意和研究。最著名的要数19世纪末至20世纪初的维也纳心理学教授斯渥

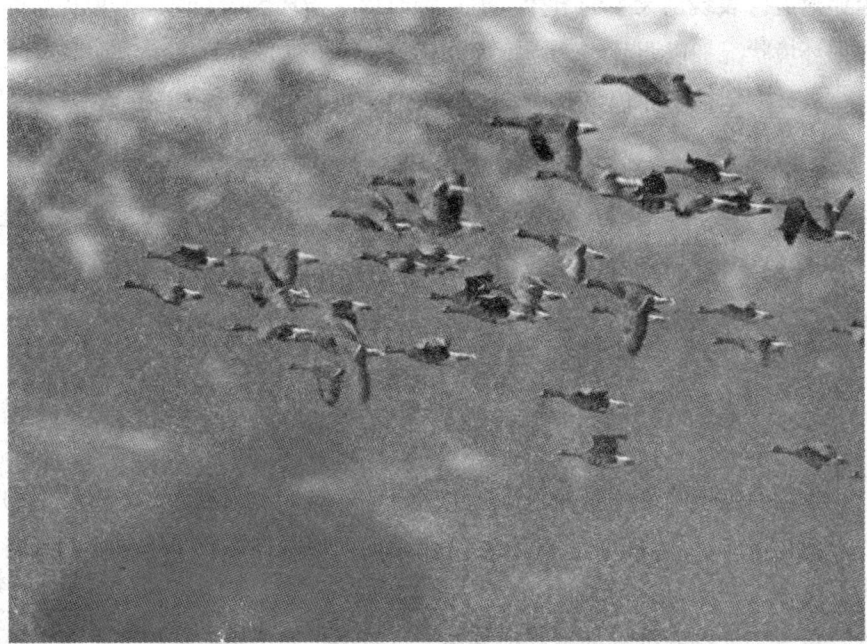

图141

伯达和德国科学院院长弗里斯。他们是研究人体生命节律问题的先驱。他们以及他们以后的许多科学家的研究结果表明：不仅情绪和智力，而且血压、体温、心跳、脑电波、血液中的钙、钠离子的浓度等，都有明显的周期性。

那么是什么原因使人体产生了生命节律呢？

关于这个问题，传统的观点有两种。一种叫做外源说，一种叫做内源说。持外源说者认为，外部环境的广泛信息（如电磁场变化、地磁变化、重力场变化、宇宙射线、星运周期、月相变化等）是导致人体生命节律的动因。持内源说者则认为，生命节律取决于人体的内在因素，人体特有的固有机能是产生生命节律的根本和直接原因。

多少年来，内源说和外源说各执互不相让，莫衷一是。于是，关于生命节律的第三种学说便应运而生了。这就是人体与环境相互作用说。

相互作用说的主要观点是：人类及生物在进化的历程中，必须首先在生理、行为上适应环境的节律。因此，有机体的基因上留下了必然的自然节律痕迹，表现出天生的节律。但这种节律又受环境的影响，所以人体能根据环境状况加以调节。

人体的生命节律现象究竟如何解释，看来还有待人们不断地探索。

睡眠之谜

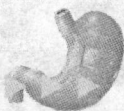

影响睡眠的重要因素是体温。事实说明，我们渐渐进入梦乡时我们的体温在正常生理条件下最低的当口。迟睡的人傍晚体温较早睡早起的人略高。这个生理现象的原因何在呢？

每一个人的睡眠，都有其独特性。可以说世界上没有任何两个是完全一样的。许多人需八九个小时的睡眠，有些人只需五六个小时。如果睡眠

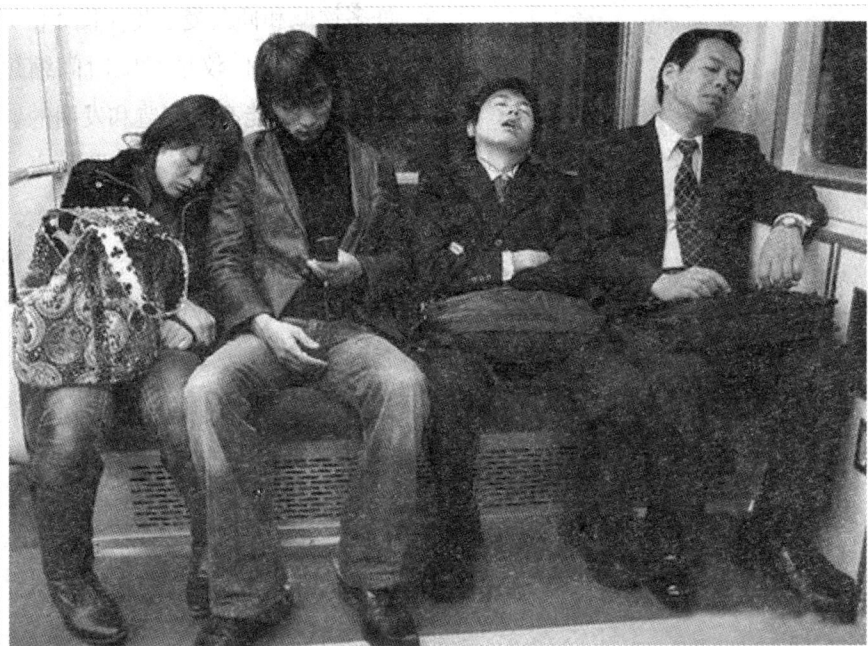

图 142

不足，或睡眠过多的人，便无精打采（图142），记忆力迟钝，办事不力。

睡眠中总是伴随着做梦。对此，美国斯坦福大学的 W. 德蒙特博士做了许多分析，他猜想如果使人不做梦，让人们口服可以避免做梦的药品，但收效不大。后来他整"夜"守候在已入睡者的身旁，一旦发现他们开始做梦，就立即把他们叫醒。从中他得到了一个戏剧性的发现，那就是越是多次被叫醒的人，越是多做梦。如果听其自便，毫不干扰他们的睡眠，他们就少做梦，做短梦。

人为什么要睡眠？习惯的回答是睡眠是为了休息。因为一切动物进入睡眠后，他的新陈代谢率降低，各系统的运动速度变慢，脑电图上出现慢电波。可是实验证明，即使不做任何工作，消耗能量极少，照样需要睡眠。因此，说睡眠是为了休息就不一定全面。

有一些科学家认为，带着做梦的睡眠是为了学习。只有通过做梦，人们才能把"新的"和"旧的"知识合理地结合起来，才能学到更多的带有高超"情感"的知识，并解除肉体的疲劳。事实是否又真的是这样的呢？

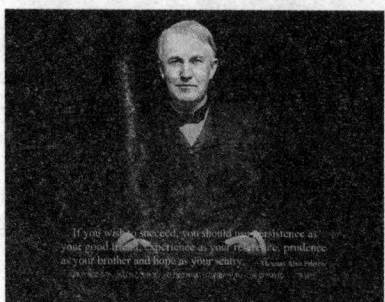

图 143

许多钦佩和仰慕爱迪生（图 143）的人应注意到，仅仅把睡眠时间缩短到 4 个小时是不能有所创造和发明的。事实上，许多大科学家、大发明家、大政治家、大企业家和无数知名人士，在睡眠时间上和普通人一样，平均为八个小时，其中仅有个别人的睡眠时间为五六个小时。

为了揭示睡眠之谜，科学家们正在研究脑细胞和精神的关系，研究清醒和失去知觉的关系等课题。结果如何，有待来日。

人体长毛之谜

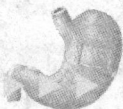

人的身体平滑光洁，不像一般的哺乳动物那样长满长毛，但是人类的祖先——类人猿，却是全身长满浓密的长毛。曾经有人产下过"毛孩"，毛孩浑身长满浓密的长毛，智力却与常人无异，科学家将毛孩归于人类的返祖现象。

那么人的身上为什么不长满长毛呢？人又是在什么情况下褪去长毛的呢？对于这些疑点，有很多种说法。

一种说法认为，人类远祖在进化的过程中，出于卫生等原因，才使浓毛退化掉的。因为浓毛是寄生虫滋生的场所，人类祖先学会了狩猎之后，更容易将毛皮弄脏。有人观察发现，一种以动物尸体为食的秃鹫（图 144）

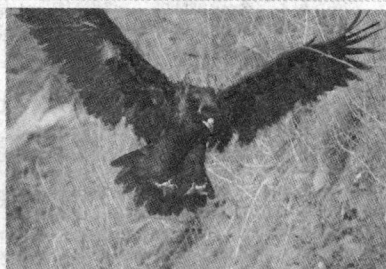

图 144

常常要把头伸到动物的尸体中去，于是头部常常沾满了动物的鲜血。长此以往，秃鹫头部的羽毛就显得很不卫生。所以，在长期的生物进化过程中，秃鹫头部的羽毛就渐渐褪去了。人类身上的体毛也会出于同一原因，像秃鹫头顶的羽毛那样褪得精光。但是，也有人表示异议：如果是出于卫生原因，那么黑猩猩的身体表面为什么长满了浓密的体毛？

于是又有人提出，浓密的体毛是用来御寒的。当人类学会了用火之后，似乎就不需要用体毛来御寒了，毛皮显得多余。所以，人类在学会了用火之后，用于御寒的毛皮就渐渐脱落，人逐渐成为皮肤光滑、仅长汗毛的动物。但是要证明这一点，证据还不够充分。

另一种说法认为，人在狩猎的过程中需要长途奔跑而在奔跑的途中人会出汗。长满全身的长毛很不利于身体散热，并且还形成了一定的阻力，使人跑不快。褪去长毛，自然会多出汗，更好地散热。失去了长毛的人在寒冷的夜晚无法抵御严寒，所以在皮肤底下产生了厚厚的一层脂肪，用来抵御严寒。

不过近年来，在人类学家中又出现了一种新的说法，认为人类无长毛是因为在人类进化的过程中，曾经有很长的一段时间生活在海洋里，那时候的猿称为海猿。大约在400万年以前，在非洲的东部和北部，海水上涨，淹没了大片的土地，生活在那里的古猿在海水上涨的期间逐步适应了海中生活。它们生活在食物丰富的热带海洋里，海水使海猿褪去了浑身的长毛，古猿的身体在长期的海洋生活中形成了流线型的体形，并且像海豹、海狮（图145）那样，有发达的皮下脂肪。海猿在海中生活时，头部露出海面，因而留有浓密的头发。另外一个证据是，人体背部的体毛朝里朝后一齐往脊梁一边长，这恰好是水流流过一个运动物体的方向。

人类学家在研究了人类的一些特点之后，发现人类祖先生活在海洋里的许多证据。

比如，婴儿都有游泳能力。有人曾

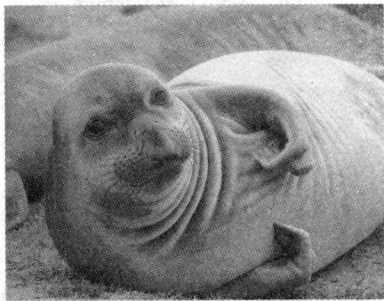

图145

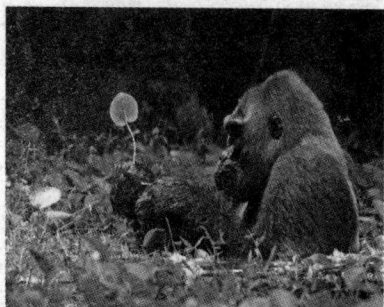

图 146

在水中生产过婴儿，婴儿产下后会在水里自由自在地游，而不会被水淹死。

还有，人类和鲸、海豹、海象一样全身无毛，而且有一层厚厚的脂肪，脂肪一方面可以保持体温，另一方面可以提高身体的浮力，而猩猩、大猩猩（图 146）等动物却没有这样的脂肪层。

从考古发现来看，科学家在埃塞俄比亚发现了一批 300 万年前的古人类化石，其中有一具叫露西的化石，露西有着灵活的肩关节，可是手臂和下肢相当细弱，手指骨也很短小，这一切都表明露西并不适宜在树上生活，而更适宜生活在海中。因为在水里前进，由于水的浮力，不需要粗壮的前肢就能很顺畅地前进。露西的骨盆又宽又短，脊柱和下肢处于同一个平面上。而四足着地的灵长类动物的骨盆又窄又长，适应树栖的生活。另外，露西的下肢很细，还不足以支持全身的重量。于是露西只能是一种海生动物。

但是以上种种仅是猜测，至于人类究竟为什么没有全身长满长毛，至今仍众说纷纭，还需进一步的探索、研究。

人体起火的奥秘

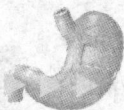

人体自燃是指人体内部突然自发燃烧，将人体烧为灰烬。古今中外，对人体自燃现象都有过报道。

明末清初学者周之工编写的《书影》中，记述过人体自燃事件。

"曲周陈公令桐，言其邑富翁子妇，自父家还，明日皆卧不复起，家人呼之不应，抉户而入，烟扑鼻如硫磺；就窗视之，衾半焦，火烁之有孔。二体俱焚，惟一足在。火之焚人，理残不可解。"

在国外，有关人体自燃的现象也时有报道。

1950 年 10 月的一天，在英国伦敦街头（图 158）有一对正在热恋中的青年男女并肩而行。突然，在女青年的胸前和背部喷发出熊熊火焰，把她的头发和脸部烧焦了，以致死亡，可与她并肩而行的男子青年却没有被烧死。

1951 年 7 月，在美国佛罗里达州的圣彼得堡，一位肥胖的老妇人坐在软椅上，突然人体自燃，立即化为灰烬，地面上只剩下几个烧得变了形的发卡、几小块焙干的椎骨、一个已缩成棒球大小的头骨和一只完好无缺的左脚。而在这老人边上的报纸和亚麻布却完好无损。

1966 提 12 月，在美国宾夕法尼亚洲波特城，一位老人正在自己家里携车（图 147）上坐着，突然自然。整个人体除半条腿外，全部化为灰烬，可老人所坐携车支架下的胶垫却完好无损。

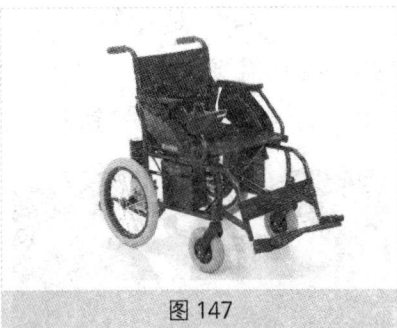
图 147

人们发现，在人体自燃的时候，往往周围的易燃物却完好无损。按照一般常识，将人体化为灰烬需要相当高的温度，绝对足以点燃周围的易燃物，可事实上却并非如此。这实在让人难以理解。

人体为什么会出现自然现象呢？

有些科学家认为，人体自燃与体内过量的可燃性脂肪有关，如果体内积累过多可燃性脂肪，到一定时间，就会自发燃烧起来。

有些科学家认为，人体内可能存在着一种比原子还小的"燃粒子"。当"燃粒子"积累到一定数量时，有可能引起自燃。

有些科学家认为，人体自燃可能是由于体内磷积累过多，形成一种"发光的火焰"。到了一定时候，火焰就转变成燃烧的大火，从而把人烧成灰烬。

有些科学家认为，人体内存在某种天然的"电流体"。这种"电流体"到了某种条件具备时，可能造成体内可燃性物质的燃烧。

这些观点还缺少令人信服的实验证据。因此，人体自燃现象仍是一个待揭之谜。

科学家们对人体自燃现象各持己见，但却没有足够的说服力让人信服。因此，人体自燃现象仍是一个谜。

人体生锈之谜

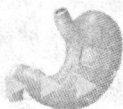

铁（图148）是人体中必不可少的一种微量元素，它能保证人体正常生长发育的需要。若缺少它，将会对人体有很大的影响，过多也会对人体造成危害。前苏联的活"铁人"尼古拉·科耶斯基就是个例子。

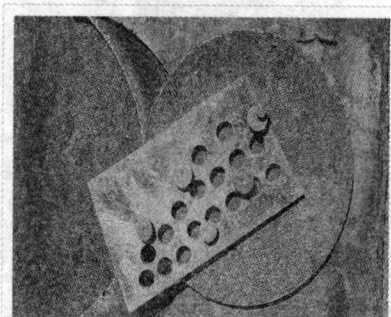

图148

尼古拉·科耶斯基是一名青年工人，有一天干完工作后去浴池里洗澡，忽然发现自己所用的毛巾上有一些红色的斑点，起初他以为是自己不小心从哪儿染来的，便用水把它洗了下去，谁知过了一会儿那些斑点又出现了。这是怎么回事呢？难道是用劲过猛把身体搓破流血了？他低头仔细一看大吃一惊，原来在他的全身布满了一层非常稀薄的红色粉末状的东西，这是什么东西呢？尼古拉·科耶斯基慌忙用水清洗，结果越冲越多，他万般无奈，只好去医院检查。

在医院里，医生们将他身上的红色粉末取样化验，发现这种红色粉末居然是氧化铁（图149），这使所有的医生大吃一惊。他们向尼古拉·科耶斯基提出建议，以后不要再淋浴，要避开雨天出门，否则难以活到40岁。

这起奇特的"铁人"事件引起了人们的注意，乌克兰基辅大学人类研究中心主任斯脱利加克医生对他进行了认真的检查后说："我从未见过类似的情况，当然，每个人都需要铁质来维持健康，但尼古拉·科耶斯基的身体内产生那么多铁质，已经使他的皮肤开始生锈，而且更为严重的是他的内脏也在生锈。"对于这种奇怪的

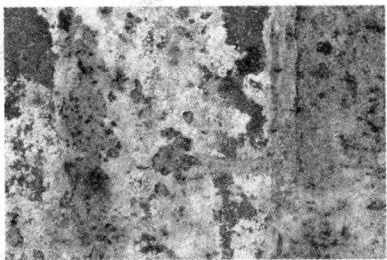

图149

病情，他表示无能为力，他说："令人担心的是，这种怪病足以使人致死，而目前又没有什么有效的疗法。"

那么到底"铁人"的病因是什么呢？医生们在检查尼古拉·科耶斯基的家庭疾病史的过程中，并没有发现有什么异常现象，同时，尼古拉·科耶斯基的生活环境和饮食习惯与正常人没什么两样，这究竟是什么原因造成的呢？医生们对此束手无策。

心脏跳动之谜

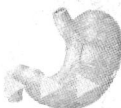

人的心脏不停地跳动，就如同一台神奇的"水泵"，每分钟跳动60~80次，同时可使5升血液顺利地通过心脏。一个活到60岁的人，通过心脏的总血量高达1亿5千万升之多。

心脏为什么不知疲倦地跳动呢？这个饶有兴趣而又扑朔迷离的神秘课题，吸引着许多科学家。

在20世纪60年代初期，医学家们在高倍显微镜（图150）下发现，心房组织有极细微的颗粒状物质，但是由于这种颗粒太少，并受当时技术条件的限制，人们未能更深入地研究下去。直到80年代初，加拿大渥太华大学心脏研究所的伯德博士，用老鼠进行实验，决心揭开这个秘密。

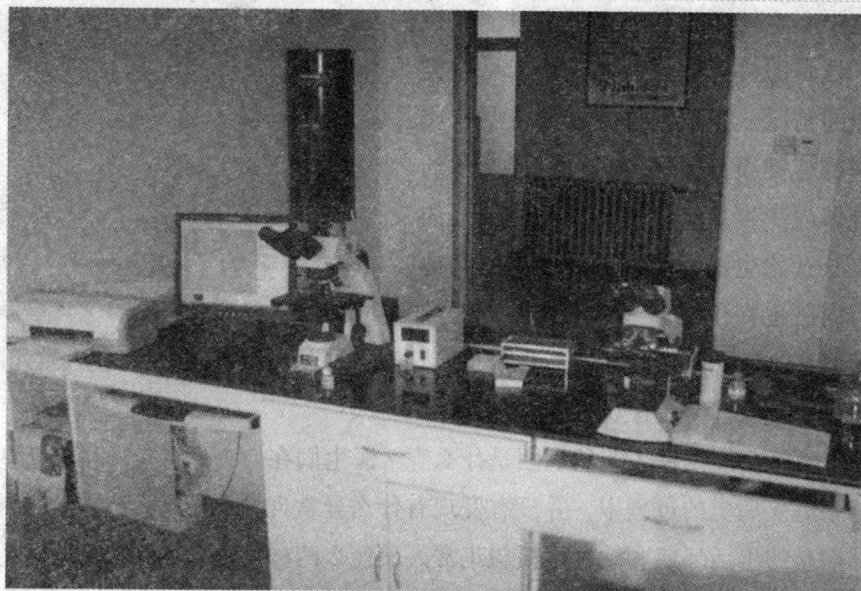

图 150

　　伯德从几千只小鼠的心脏中提取到几毫克这种物质，然后再把这种提取物注射到小鼠的静脉中，发现小鼠（图 150）的心脏产生强烈的收缩，血容量上升，小便也增多了。由于这种奇异物质来自心脏，而又能使心脏产生强烈收缩，所以，伯德把它取名为心脏激素。

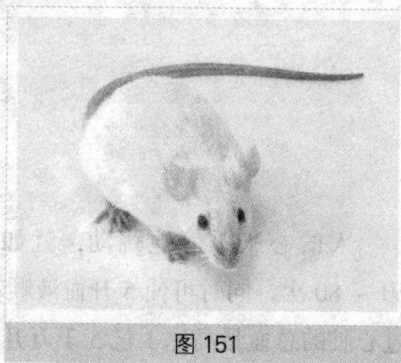

图 151

　　在伯德之后，美国康乃尔大学的拉雷赫博士进一步研究了心脏激素的组成、结构和作用，取得了重大进展。其一，心脏激素是心脏上部像耳朵那样的一个部位，即心耳制造出来的，据推测很可能是从一些大分子酶上切割下来的。其二，心脏激素是由碳、氢、氧、氨等元素化合成的肽类化合物，其构成并不复杂，但作用非常大，只需几微克，就可维持血液在体内循环。当人体摄入过量的盐或血量急速上升时，心脏就会很快释放出心脏激素，以维持人的血量和血压保持正常。这正如华盛顿大学的尼德尔曼博士说的：

"它在血液中的量，少到用现代仪器几乎侦查不到，而它的作用大得令人吃惊。"

现在，心脏激素已经得到了广泛的应用，在治疗心脏病、肾功能衰弱，以及高血压等病症方面，都有一定的效果。但是，心脏激素的作用及化学原理，至今仍是个未解之谜。

神奇的生命之光

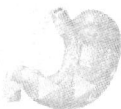

1939 年，前苏联科学家基利安夫妇发现：在高频高压电场中，活的生物体周围会以一定节奏脉动着彩色的光环和光点。这些光图像可以清楚地显现在所拍摄的彩色照片上上。当该生物体死亡后一段时间，这些闪光即行消失。基利安夫妇还发现：这种光图像的强弱、颜色、脉动节奏和光环大小随着对象的生理状态和（人的）精神状态而变化，新鲜树叶的光图像清晰明亮；而摘下的树叶如果稍旋转一段时间或被揉坏后，光图像就模糊变形；至于死亡的枯叶，光图像就消失不见。人们把这一现象称之为"基利安效应"或"生命之光"。

很有意思的是，人体（图 152）各部分的光图像有不同的颜色：手臂青绿色、臀部橄榄色、心脏深蓝色。更有趣的是，在人的身体上，某些部位发射出的这些光图像特别强，而这些

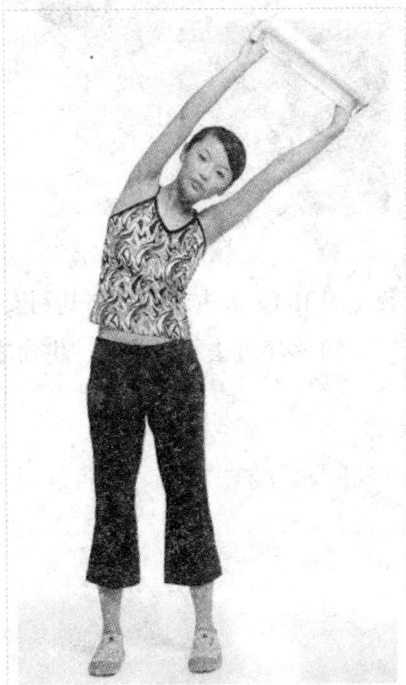

图 152

部位正好准确地对应于古代中国发现的 740 多个针灸穴位。

与基利安一起工作多年的阿达孟柯，将新鲜树叶切除多达 10%，但是在其辐射场摄影照片上，仍能清晰地看到被切除的部分，只是较暗淡一些而已。这又是一桩怪事。

是什么原因造成这些奇妙的"生命之光"呢？众说纷纭，主要有以下几种：

一种认为：由于活体周围存在着能量环流，这些能量环流或许是以"生物等离子体"的形式存在的。生物等离子体有其特殊的空间结构。对于人体来说，与情绪、生理等多种原因有关。而基利安现象正反映了这些"生物等离子体能量"的分布情况。

另一种观点认为：由于生物体在高频电压电场内，发射出高速带电微粒流。这些高压带电粒子与空气分子碰撞，使空气分子电离，当正离子密度足够大时，由于复合导致发光，因此光图像随着电场分布而变化。而人们的心理状态、生理状态等也影响这一生物电场的分布。至于怎样解释生物体表面各部分光图像的颜色和强度的显著差别，仍各说不一。

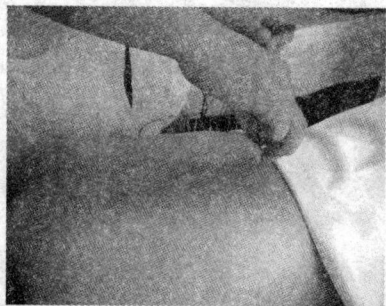

图 153

还有人认为可从人类未知的能量状态和未知的辐射角度或从气功、针灸（图 153）等古老实践与基利安效应的明显联系上去探求答案。

50 多年过去了，关于"生命之光"的探讨，仍在继续。